AF610039

HISTOIRE STATISTIQUE

DU

CHOLÉRA-MORBUS

QUI A RÉGNÉ EN FRANCE EN 1832.

Imprimerie de Poussin.

HISTOIRE STATISTIQUE

DU

CHOLÉRA-MORBUS

QUI A RÉGNÉ EN FRANCE EN 1832;

Suivie de réflexions sur les causes et la propagation de cette Épidémie, de 40 tableaux contenant les résultats obtenus par chacun des médecins de l'Hôtel-Dieu, et le chiffre des malades et des morts en France, classés par jour et par arrondissement.

PAR H. PAILLARD,

EMPLOYÉ A L'HÔTEL-DIEU DE PARIS.

Paris,

CHEZ L'AUTEUR, A L'HOTEL-DIEU,

ET CHEZ J.-B. BAILLIÈRE,

LIBRAIRE DE L'ACADÉMIE ROYALE DE MÉDECINE, RUE DE L'ÉCOLE-DE-MÉDECINE, N° 13 *bis*.

NOVEMBRE 1832.

A

Monsieur Desportes,

MEMBRE DE LA LÉGION-D'HONNEUR,

Administrateur des Hôpitaux et Hospices civiles de Paris.

MONSIEUR,

L'ÉPIDÉMIE qui fit tant de ravages dans la capitale nous uitte enfin, mais n'emporte point avec elle la crainte d'une ouvelle apparition dont nous trouvons l'exemple dans tous es pays qu'elle a déjà parcourus. Une étude suivie de cette ıaladie pouvant seule fournir les moyens de s'opposer à sa ropagation, j'ose publier cet ouvrage dont la légèreté du tyle trouvera son excuse dans l'exactitude des chiffres qui en ont la base, avec l'espérance qu'il offrira quelqu'intérêt par les documens variés qu'il présente. Mais pour assurer le succès de ce travail, il fallait qu'il parût sous le patronage d'un philantrope recommandable par de nombreux services rendus à cette classe infortunée sur laquelle le choléra semblait diriger tous ses coups. C'est dans cette pensée que je pris la respectueuse liberté de solliciter l'insigne faveur d'en offrir la dédicace à l'administrateur éclairé dont le zèle et le dévouement furent si grands dans les circonstances les plus pénibles, et qui soutint, par son exemple, le courage des personnes appelées à le seconder.

Ayant obtenu cette faveur, daignez me permettre, Monsieur, de placer cette lettre en tête de mon ouvrage, comme un témoignage de la vive reconnaissance et du profond respect avec lesquels j'ai l'honneur d'être

Votre très-humble serviteur,

H. PAILLARD.

HISTOIRE STATISTIQUE

DU

CHOLÉRA-MORBUS.

PREMIÈRE PARTIE.

Origine. — Histoire de cette épidémie, depuis son apparition dans le delta du Gange.

L'ÉPIDÉMIE qui désole nos contrées, et qui paraît devoir faire le tour du monde, n'est point, comme l'ont prétendu quelques auteurs, une maladie nouvelle qui prit naissance dans le delta du Gange, mais bien une maladie connue de toute antiquité (1). Cette épidémie, à qui l'on donna le nom de choléra-

(1) Pour détruire cette erreur, et prouver son antiquité, il suffirait de compulser quelques anciens ouvrages, tels que les livres sanscrits, dans lesquels elle se trouve décrite avec tous les signes qui la caractérisent; les ouvrages d'Hippocrate (5e *livre des épidémies*), de Gallien, de Celse, d'Arétée, dans lesquels on la retrouve avec des descriptions très détaillées. Dans la Bible, en deux endroits différens de l'Ecclésiaste (chap. XXXI. v. 22-23, XXXVII. v. 32-33). On y exhorte les peuples à la tempérance, comme étant le seul préservatif contre ce cruel fleau.

morbus, et que les Indiens surnommaient *mort de chien* (1), paraissait être familière dans l'Inde par ses fréquentes apparitions, notamment en 1756 et 1757, années dans lesquelles elle décima les *régimens* anglais envoyés de la métropole pour conquérir et garder les possessions anglaises; en 1781 et 1782, où on la vit portant la mort dans les rangs d'un corps d'armée française, chargé d'expulser les Anglais de Pondichéry.

Bontius, qui parcourut l'Inde au 17me siècle, dit en avoir rencontré plusieurs cas : depuis, d'autres médecins français et anglais, qui y firent différens voyages, rapportent qu'ils y ont observé plusieurs épidémies de ce genre. Il paraîtrait même, si nous en croyons quelques auteurs, que cette maladie ne serait point inconnue dans nos climats (2).

D'autres ont prétendu qu'il y avait identité entre cette maladie et la peste noire, surnommée *mort noire*, qui, vers le milieu du 14me siècle, se montra en Europe, où elle fit d'horribles ravages pendant trois ou quatre ans qu'elle mît à la traverser, enlevant, dans tous les pays qui en furent infectés, les deux tiers de la population. Cette maladie, qui débutait par des déjections jaunes, noires ou cendrées, d'hémorragies des poumons et des intestins, et dont les symptômes variaient suivant les lieux et les années où elle paraissait, n'avait d'analogie avec le choléra que par son origine. Comme lui, cette peste venait d'orient, où elle avait pris naissance au nord de

(1) Les uns font dériver le mot choléra de *bile*, les autres le font venir de gouttière, à cause de la manière dont se font les évacuations. On l'appelle dans l'Inde, *mordichi*, d'où l'on a fait *mort de chien* : les Arabes la nomment *Elhaoua*, le vent, prétendant désigner par là sa propagation atmosphérique, dont on ne peut pas plus se défendre que d'une balle sur le champ de bataille.

(2) Rivière rapporte qu'en 1564, elle règnait épidémiquement à Nîmes. Sauvages prétend que tous les ans, à l'automne, elle reparaissait à Montpellier.

la Chine, en 1346, et comme lui, avant d'arriver en Europe, avait dévasté l'Asie et une partie de l'Afrique (1).

Jusqu'en 1817, ce fléau ne paraissait pas devoir embrasser une grande étendue; jusqu'à cette époque il n'était regardé que comme une maladie accidentelle de laquelle on n'avait aucune frayeur, lorsque, le 19 août, il apparut à Jessore, ville située à 33 lieues N.-E. de Calcutta, avec une intensité qu'on n'avait point encore remarquée. Un Indou en fut atteint le premier et mourut le jour suivant. Cette mort si prompte fit croire que cet individu s'était empoisonné; mais ces soupçons s'évanouirent bientôt par l'atteinte de dix-sept autres personnes qui, frappées des mêmes symptômes, succombèrent le lendemain. Dès-lors on vit ce cruel fléau s'étendre sur toute la ville avec la rapidité de l'éclair, et, en six semaines, y faire périr environ 6,000 personnes; puis, sans cesser de ravager cette ville, se propager dans ses environs.

Calcutta, ville située sur le Hongli, branche la plus occidentale du Gange, en fut infectée vers le commencement de septembre. Dans cette ville, les rues sont fort malpropres, principalement dans le quartier de la ville basse, dite *Black-Town*, où les rez-de-chaussés des maisons sont, dans la saison des pluies, de quatre pieds au-dessous de la surface de la rivière. Ces maisons, en grande partie faites de bambous et couvertes en paille, sont de véritables cloaques (2) où se trouve entassée une population nombreuse et misérable. Dans cette ville, il y eut beaucoup de malades, mais peu de décès, car ils ne furent évalués, pour cette fois, qu'à un sur quinze individus atteints.

Peu de temps après, et en quelques semaines, les différentes villes du Bengale en furent infectées; puis, remontant le

(1) En France, cette peste enleva un huitième de la population.

(2) On y trouve cependant de très-beaux bâtimens, et de superbes jardins; cette ville, fort peuplée, compte environ 600,000 âmes de population.

Gange (1) jusqu'à son confluent avec la Gemma, l'épidémie ravagea les villes d'Helleabad, à 30 lieues O. de Bénarès, Agra, Delki, Barelli, et une foule d'autres, puis envahit Bénarès, ville célèbre de l'Asie au nord du Gange qui en baigne les murailles; ses progrès y furent si rapides qu'en moins de deux mois elle enleva 15,000 personnes. Enfin, après avoir, dans l'espace d'une année, franchi la presqu'île de l'Inde, elle vint se montrer à Bombay au mois d'août 1818. Cette ville, comme Calcutta, étant insalubre et fort sale, souffrit beaucoup.

Au mois de novembre 1818, l'armée anglaise sous les ordres du marquis d'Hastings, forte de 18,000 hommes, dont 10,000 Anglais et 8,000 indigènes, était campée dans un fond fort humide et malsain. Dès les premiers jours de ce mois, quelques hommes ressentaient des malaises sans qu'on pût en deviner la cause, lorsque le 6, un violent vent du nord s'éleva accompagné de pluies très-froides qui durèrent quelques jours. A la suite de ces temps humides et froids, les malaises se changèrent en un mal si grave que celui qui en était attaqué expirait au bout de quelques heures. Dès ce moment l'existence du choléra ne laissa plus aucun doute, car elle était trop bien constatée par la mort d'un grand nombre de victimes. En moins de douze jours, 9,000 avaient déjà succombé; la maladie était parvenue à un tel degré d'intensité qu'on voyait de malheureux soldats étant sous les armes, en être atteints, tomber sans connaissance et expirer au bout de quelques minutes.

Le marquis, désespéré d'un tel désastre, crut devoir solliciter l'ordre de quitter cette position qui lui coûtait tant d'hom-

(1) Le Gange (foyer du choléra) est une vaste rivière qui inonde périodiquement les terres et en fait, pendant plusieurs mois, de vastes marécages dont les chaleurs favorisent l'évaporation, ce qui rend ce pays fort malsain.

mes, croyant, avec raison, que c'était là le seul moyen de sauver les restes de son corps d'armée. En effet, cette prévision ne fut point fausse ; l'ordre arriva, les restes de ce corps se portèrent sur un endroit plus élevé et plus sain, et après avoir fait dix-sept lieues de marche, la maladie disparut.

Dans la même année le choléra, suivant une autre direction, parcourut la côte de Coromandel, arriva, le 8 octobre, à Madras, capitale des possessions de la Compagnie des Indes. Les Arméniens et les Juifs, qui sont en grand nombre dans cette ville, en furent les premiers atteints, et ce fut parmi eux que l'on compta le plus de victimes. De Madras, il fut à Pondichéry, ville située à 30 lieues sud-ouest de cette dernière. Au mois de décembre, il envahit Ceylan, île des Indes, séparée par un canal étroit de la côte de Coromandel, et Mysore, royaume des Indes, situé dans la presqu'île en-deçà du Gange. De ce royaume, il pénétra dans les contrées qui sont à l'orient du Bengale, et parcourut en tous sens la presqu'île du Malacca ainsi que les Philippines, îles de la mer orientale formant un des plus considérables archipels que l'on connaisse. Les grandes rivières qui arrosent ces îles et qui les coupent de mille manières, lui servirent de guides pour étendre ses ravages dans l'intérieur des terres. Des Philippines il envahit le royaume de Siam, état tributaire de la Chine (1). Le fleuve nommé le Maygue, qui traverse ce royaume, dont l'étendue est peu certaine, le conduisit dans les principales villes où le commerce et toutes les commodités qu'on y rencontre attirent une grande partie de la population. Dans ces villes, situées sur les rives du fleuve ; il fit de grands ravages, ainsi que dans la capitale de ce royaume, où on vit périr 40,000 habitans (Ses premières victimes, dans cette ville, furent quelques membres de la famille royale). Tandis qu'il ravageait

(1) La population de ce royaume est de 1,9000,000 habitans.

Siam, il envahissait Java, grande île de la mer des Indes (1), et Manille, la plus grande des Philippines, qui contient à elle seule le tiers de la population de ces îles.

Franchissant l'Océan, il envahit en décembre 1819, l'île de France (2) en Afrique, située à 40 lieues nord-est de l'île Bourbon, qui en fut atteinte elle-même en janvier 1820. Dans la même année, il pénétra dans la Cochinchine, presqu'île et royaume d'Asie, tributaire de la Chine. Les inondations qui produisent le même effet que les débordemens périodiques du Nil, et qui rendent ce pays un des plus fertiles du globe, favorisèrent l'invasion de ce cruel fléau. De la Cochinchine, il fut aux îles de la Sonde, où l'air est extrêmement chaud et malsain, y fit d'affreux ravages, ainsi que dans le Tonkin et les îles Penang, puis à Canton (3) grande ville de la Chine, capitale de la province de Pe-Kiang. De Canton, où il fit un grand nombre de victimes, il pénétra dans la Chine, vaste empire d'Asie (4); trouvant, comme dans toutes les contrées qu'il avait parcourues, des fleuves ou canaux pour diriger sa marche, et de fréquentes inondations pour servir à sa propagation; il ne tarda pas à embrasser l'empire entier où il fit d'horribles désastres. Sa route tracée dans l'intérieur des terrres par le cours des deux grandes rivières, l'une nommée le Houan ou la *rivière jaune*, l'autre nommée le Kiang ou la *rivière bleue*; par le fameux canal impérial et par une foule d'autre canaux qui traversent cet empire en tout sens, le conduisit à Pekin, ville capitale de l'empire, résidence des empereurs chinois. Dans cette ville

(1) Dans cette île, qui a 4,000,000 d'habitans, il enleva, dans les années, 1819, 1820 et 1821, 400,000 personnes.

(2) Dans cette île, il périt 20,000 personnes.

(3) Population, 1,200,000 habitans.

(4) L'étendue de ce vaste empire est de 500 lieues de long, sur 450 de large, ou 175,980 lieues carrée de surface; sa population est d'environ 200,000,000 d'habitans.

les rues n'y sont point pavées, ce qui les rend souvent impraticables, surtout dans le temps des pluies où elles deviennent de véritables cloaques remplis de boues et d'ordures. A Pekin, comme dans tout l'empire, l'intensité du choléra fut très-grande et fit périr un dixième de la population.

Dans les années 1819 et 1820, la côte du Malabar (nom donné à la partie occidentale de la presqu'île en-deçà du Gange) fut en proie aux horribles dévastations de ce cruel fléau. « Les villes en furent atteintes plusieurs fois ; des équipages furent décimés en mer ; à Collopore, 60 personnes « qui s'étaient embarquées dans un bateau pour traverser la « rivière, furent frappées pendant le trajet ; trois seulement « eurent la force de mettre pied à terre. »

En 1821, ce fléau s'avança de l'est à l'ouest. Au mois de juillet, Mascate, ville riche de l'Arabie, capitale du royaume de ce nom, la plus considérable du pays de l'Oman, à l'entrée du golfe Persique, fut la première envahie du royaume ; il se déploya avec tant de force et ses coups furent si meurtriers, que souvent la mort arrivait en dix minutes : un tiers de la population succomba. Les habitans présumèrent que cette maladie leur avait été apportée de Bombay, ville infectée, avec laquelle ils avaient de fréquentes relations commerciales. De Mascate, ce fléau s'étendit dans les différentes villes du Golfe Persique, Bahrein à Busheer, ville et port de ce golfe dans le Farsistan, et à Bassora, ville de la Turquie d'Asie dans l'Irac-Arabi, au confluent du Tigre avec l'Euphrate, à cent cinq lieues de Bagdad, et à dix-huit journées de Bombay : les eaux de l'Euphrate, qui débordent dans les campagnes, et la température qui y est très-chaude et humide, en rendent le séjour très-malsain, et furent cause que cette ville souffrit beaucoup de ce cruel fléau ; en quinze jours, le choléra enleva 14,000 personnes. Les nombreuses caravanes qui viennent du fond de l'Asie pour y faire du commerce, ainsi que l'Euphrate et le Tigre, lui servirent de guides dans l'intérieur des terres; il suivitdeux directions différentes : l'une, en remontant l'Euphrate, traversant la Mésopotamie (1), contrée de la Turquie asiatique, s'étendit jusqu'en Syrie, pays fort pauvre, et par le Tigre, jusqu'à Bagdad, ville capitale du royaume de ce nom, située à 100 lieues N.-O. de Bassora : cette ville se trouvant, comme la dernière, sous l'influence d'une température très-chaude et très-humide souffrit beaucoup et perdit 5,000 âmes sur 20,000 de population.

Dans l'autre direction, il suivit les caravanes asiatiques, et par les lignes commerciales, il envahit la Perse, ravagea plusieurs provinces de cet empire ; Bender-Abassi et Yesd étant sous l'influence d'une température sèche de 36 degrés centigrades, perdirent un sixième de leur population ; Chiraz, sous la même température, perdit 16,000 âmes sur 40,000. (Dans cette ville, ce fut la famille du prince royal, gouverneur de la province, qui en fut atteinte la première). En 1822, la maladie s'étendit plus au nord, désolant les villes de Kashan, Nain, Kroom, Dain, Nargan, Kars, Erzeron, Erivan, capitale de l'Arménie-Persanne, et une foule de villes secondaires ainsi qu'à Tauris, sans cependant pénétrer cette fois à Téhéran, qui en fut préservé par un hiver rigoureux qui vint arrêter ce fléau et borner ses ravages.

Au printemps de cette année, le choléra reparut en Syrie et en Mésopotamie, il se montra à Mosul, ville de la Turquie asiatique, sur la rivière du Tigre, à Beri, à Alep, ville capitale de la Syrie (2), la plus grande de l'empire turc après Constantinople ; à Tripoli, ville de Syrie, sur la Quadecha ; quoique l'air y soit très-malsain et que cette ville soit très-exposée aux vents, le choléra ne fit presque point de victimes ; à Bagdad, où il reparaissait pour la seconde fois,

(1) Meso-Potamie, nom qui signifie entre deux rivières (le Tigre et l'Euphrate).

(2) Cette ville compte environ 80,000 habitans.

il enleva un tiers de la population. Une armée persanne, qui marchait sur cette ville, fut obligée de se retirer devant ce redoutable ennemi; mais elle en fut atteinte dans sa retraite, et vit périr jusqu'au prince qui la commandait. Dans cette même année, il reparut à Java : cette fois ses coups furent plus meurtriers que lors de sa première invasion; on compta jusqu'à 100,000 victimes.

Dans les mois d'août, septembre et octobre, il se montra à Antioche, ancienne et célèbre ville d'Asie, dans la Syrie, dont elle était la capitale ou plutôt celle de tout l'Orient. Dans cette ville, jadis si fameuse, et qui n'est plus qu'un bourg ruiné dont les maisons délabrées, les rues étroites et fangeuses n'offrent plus que la misère et le désordre, il parut avec une intensité effrayante; des hommes en étaient frappés subitement et mouraient en se roulant dans la poussière; plus de la moitié de la population en fut atteinte, et les quatre cinquièmes des malades succombèrent. Il envahit aussi Tibériade, ancienne ville de Syrie dans le pachalic d'Acre; Laodicée ainsi que Médine, célèbre ville de l'Arabie, la seconde de la province d'Hedjaz, capitale du chérif de Médine; dans cette ville un tiers de la population fut enlevé. Enfin il parcourut tout le littoral de la Méditerranée et arriva jusqu'aux frontières de l'Égypte, où l'hiver de 1823 et quelques sages précautions arrêtèrent sa marche et garantirent l'Europe de ce côté.

Au mois de mars 1823, il parut sur les bords de la mer Caspienne, qu'il désola plusieurs années; à Bakow, ville forte de la Perse, dans le Shirvan, à l'extrémité du golfe du Ghilan. Ses premières victimes furent quinze hommes qui, se trouvant au milieu d'un groupe nombreux sur une place publique, en furent saisis violemment et tombèrent tout à coup à la renverse, sans connaissance, et moururent dans des convulsions horribles. En septembre de la même année, il se manifesta à

Astrakan (1), grande ville de la Russie asiatique, capitale du gouvernement du Caucase, à l'embouchure du Wolga, dans la mer Caspienne. Des mesures rigoureuses, ou plutôt un froid précoce, sec et très-dur, bornèrent ses ravages. De même qu'en l'autre direction, l'Europe fut encore garantie pour cette fois de ce cruel fléau.

Dans la même année, il ravagea les iles Moluques dans la mer des Indes, à vingt-huit lieues sud des Philippines, entre autres l'île Timor. Cette île, qui est habitée par trois peuples différens, les indigènes, les Malais et les Chinois, dispersés dans cette île, sans former de caste séparée, offrit une des bizarreries de cette épidémie. Les indigènes, malgré les relations continuelles qu'ils entretiennent avec les Chinois, n'en furent point atteints; les Malais n'en souffrirent que très-peu, et ce fut sur les Chinois que vinrent tomber ses coups les plus meurtriers. De Timor, elle envahit Amboine, île d'Asie au sud des Moluques, que l'on range aussi de leur nombre, et au mois d'octobre elle reparut en Chine, où elle se promena plusieurs années, faisant sur son passage plus de victimes que lors de sa première apparition. Cette seconde fois la mortalité y fut extrêmement considérable.

Le choléra reparut aussi cette année dans l'ile de Bornéo, une des trois grandes îles de la Sonde, dans la mer des Indes (2), cette île, marécageuse et couverte de rivières, eut beaucoup à souffrir de cette maladie, surtout Bornéo, sa ville capitale, à cause de sa situation sur les bords d'une rivière. (Dans cette ville, une grande partie des maisons sont bâties sur pilotis, et l'on ne peut y aborder qu'en chaloupe). Elle reparut aussi à Celèbes, grande ile d'Asie, entre celle Bornéo et les Moluques,

(1) Population, 56,000 habitans.

(2) Cette île, regardée comme la plus grande du monde, a 266 lieues de long, sur 235 de large ou une surface de 25,334 lieues carrées.

et à Banda, île dans la mer des Indes, la principale des îles Muscades.

La même année à Calcutta elle reparut pour la neuvième fois et y fit d'horribles ravages. Du jour de cette invasion, qui fut vers la fin de juillet au 1er septembre, le choléra enleva 6000 Indiens ou Musulmans ; la mortalité était tellement forte, que les bûchers allumés pour consumer les corps des indigènes ne pouvaient suffire. A Bénarès, où il reparut aussi cette année, la mortalité fut encore plus considérable : les Indiens y mouraient par centaines. Les habitans de cette ville l'abandonnèrent en masse, et ne laissèrent dans ce vaste désert que des morts et des mourans. Enfin on ne sait jusqu'à quel terme elle s'est élevée cette fois dans le haut Bengale ; mais on a jugé qu'elle avait été très-considérable, par le nombre de cadavres que roulaient les eaux du Gange, et qu'elles rejetaient sur ses bords pour servir de pâture aux chiens et aux oiseaux de proie.

A la fin de l'année 1826, le choléra pénétra en Mongolie jusqu'aux frontières de la Sibérie; en février 1827, il y fut heureusement arrêté par un violent vent du nord; mais au mois de mars 1828 il y reparut, et au mois d'octobre il envahissait Orembourg, ville de la Russie asiatique, au nord de la mer Caspienne, au pays des Tartares Nogaïs. Cette ville, chef-lieu de la province de ce nom, à 450 lieues S. E. de Saint-Pétersbourg, située sur les confins d'un affreux désert, est devenue, par son éloignement et la bonté de ses fortifications, un lieu d'exil pour les prisonniers d'état que l'on y occupe à différens travaux. Les mauvais traitemens et la misère que ces malheureux y éprouvent, les tinrent prédisposés et sous l'influence de ce cruel fléau; aussi ce fut il parmi eux qu'il vint chercher ses premières victimes. Le choléra, qui paraissait avoir quitté cette ville, y reparut avec plus de violence au mois de septembre de l'année suivante. Dans une autre direction, ce fléau, qui ravagea pendant plusieurs années la Perse, où il enleva, dans un grand nombre de provinces, les deux tiers de la population, parut, en 1829, à Téhéran, ville de cet empire, qui fut autrefois la résidence du roi, mais qu'il abandonna à cause des fièvres putrides et malignes qui y règnent vers la fin de juillet. Cette ville (1), qui en avait été préservée en 1822, souffrit cruellement et compta dans son sein un grand nombre de victimes; mais fort heureusement un hiver fort rude et très-sec, vint encore arrêter les progrès de cet ennemi si redoutable. En juin 1830, il envahit les provinces de la Perse, situées le long des côtes de la mer Caspienne, entre autres celles de Mazandéran, de Shirvan et de Ghilan. Dans cette dernière province, ancienne partie de l'Hircanie, où le choléra fit d'horribles ravages, sur une population de 300,000 âmes, existante avant son apparition, il ne resta plus que 60,000 hommes et 44,000 femmes et enfans. Les revenus de cette province étaient, avant l'invasion, de 350,000 tomans, et se trouvent réduits maintenant à 80,000.

De ces provinces, il se propagea le long des rives de la mer Caspienne et vint envahir Tauris, grande et seconde ville de la Perse, capitale de l'Aderbijan (2). De là, traversant les chaînes du mont Caucase, en juillet et août de la même année, il envahit la Géorgie, province d'Asie, entre la mer Noire et la mer Caspienne, qu'il dépeupla d'une manière effrayante; et vers la fin de juillet, il était à Téflis (3), capitale de cette province dans le Carduel. Les habitans de cette ville, où il se montra avec une grande intensité, s'imaginant que c'était les effets de la colère de Dieu, crurent que le plus sûr moyen de l'apaiser était d'implorer sa miséricorde. Les prêtres qui,

(1) Population, 15,000 âmes.

(2) L'enceinte de cette ville est de 11 lieues; on y compte 300,000 habitans. Sa grande place est remarquable, comme étant la plus vaste de l'univers; une armée de 30,000 hommes peut y manœuvrer facilement.

(3) Population, 20,000 âmes.

dans ce pays, sont ignorans, fourbes, superstitieux et sans piété, apercevant dans cette croyance un moyen de gagner beaucoup d'argent, ce dont ils sont très-avides, ordonnèrent des prières publiques. Le 8 août fut fixé pour faire une procesion générale; la réunion d'un grand nombre d'individus sur un même point, les privations et pénitences que s'imposèrent ces peuples ignorans, loin d'éloigner ce cruel fléau, favorisèrent sa propagation; cette ville, qui avait une population de 40,000 âmes, fut bientôt réduite à 8,000, tant par la mort que par l'émigration, émigration qui servit encore à étendre l'influence de l'épidémie.

Après avoir ravagé successivement toutes les villes et les villages des côtes de la mer Caspienne, le choléra reparut à Astrakan le 30 juillet 1830, sept années après sa première apparition dans la province dont cette ville est la capitale; il enleva 21,000 habitans d'Astrakan, il remonta le fleuve du Wolga, une des plus grandes rivières du monde; et comme ce fleuve se rapproche du Don, il se communiqua par là aux pays des Cosaques et aux provinces méridionales de la Russie, situées sur les bords de la mer d'Azof et sur ceux de la mer Noire. Ce fut surtout au nord, en remontant le Wolga, que ses ravages furent les plus terribles et les plus prompts. Dans les provinces les plus peuplées de ces contrées, il se montra avec une violence et une rapidité jusque-là inconnues. En peu de temps, les villes et les villages situés sur la rive du fleuve furent envahis: la mortalité y fut de six sur sept atteints.

Enfin, après avoir parcouru, dans l'espace de deux mois, une distance de 350 lieues, il apparut à Moscou (1), capitale de l'ancienne Moscovie, le vingt-cinq septembre. Sa durée dans cette ville, qui n'avait point eu d'épidémie depuis la peste

(1) Population, 300,000 habitans.

de 1770 (1) fut très-longue. Malgré les mesures sanitaires que dès son apparition, les autorités avaient prises, mesures qui n'arrêtèrent point sa propagation, pendant six mois toute espèce de commerce cessa. Les habitans ne communiquèrent plus entr'eux ; les portes des maisons ne s'ouvraient plus qu'aux médecins et aux apothicaires ; et quoique aucun habitant n'eût émigré de cette ville, qui était cernée de toutes parts, elle devint un vaste désert. Une singularité remarquable, c'est que l'influence d'un froid rigoureux ne s'y est point fait sentir comme dans l'Asie, et que la maladie n'a point cessé d'y régner, malgré une température de huit à dix degrés au dessous de zéro. M. Moreau de Joniès croit pouvoir attribuer cette différence à la chaleur qui est entrenue dans les appartemens, et aux fourrures dont les habitans se couvrent; mais ce qui doit servir à confirmer l'opinion qu'on s'est faite, que ce fléau avait toujours disparu à l'approche des grands froids, opinion basée sur des faits incontestables, c'est que l'hiver de cette année avait été beaucoup plus humide, et le froid moins rigoureux qu'il ne l'est ordinairement en Russie ; peut être aussi ce cruel fléau aurait-il borné là ses ravages, sans cette levée de boucliers russes contre l'héroïque Pologne. La gazette de Saint-Pétersbourg rapporte qu'il y a eu dans cette ville, du 28 septembre au 18 décembre, 7,243 malades et 4007 décès. Il paraîtrait, d'après cette gazette, que ce ne fut qu'au mois de janvier que la maladie commença à perdre de son intensité, et qu'elle ne disparut entièrement que vers les premiers jours de février.

On évalue que la mortalité, depuis son invasion à son entière disparition, fut de 14 à 15,000 âmes.

(1) La peste de 1770 fut apportée de Podolie dans cette ville, et enleva, quoiqu'une grande partie de ses habitans se fût enfuie, 80,000 âmes; cette peste, qui ne cessa qu'à la fin de 1771 faisait périr 1,000 à 1,200 personnes par jour.

De Moscou, le choléra-morbus vint porter ses ravages dans le gouvernement de Pleskof et de Novogorod, puis dans plusieurs villes du nord de l'empire, entre autres Archangel (1), chef-lieu du gouvernement de ce nom, sur la Dwina, vers son embouchure dans la Mer-Blanche, à 150 lieues N.-E. de Pétersbourg. Dans cette ville, on compta, en cinq semain se. 2,000 atteintes et 1,200 décès. D'Archangel, en suivant la Dwina, il fut à Riga (2), grande et forte ville de cet empire, chef-lieu du gouvernement de ce nom, ancienne capitale de la Livonie, située sur la Dwina, à 9 lieues N. de Mittaw et 90 lieues S.-E. de Saint-Pétersbourg. On y compta du jour de son invasion (25 mai) au 7 juillet, 4,350 atteintes et 1,820 décès. De Riga, il envahit Mittaw (3), ville forte et capitale du duché de Courlande, sur la rivière d'Aa, à 96 lieues N. de Varsovie. à 100 lieues S.-O. de Saint-Pétersbourg. On compta dans cette ville, du 30 mai au 9 juillet, 785 atteintes et 402 décès. Tandis qu'il décimait ces deux villes, il ravageait plusieurs villes et villages de ces deux provinces; et enfin, malgré toutes les précautions et mesures sanitaires, il se montra à Saint-Pétersbourg (4) le 14 juin. De cette ville où il y eut 15152 atteintes et 9258 décès, il envahit la Finlande, grande province suédoise.

A la fin de l'automne de 1830, cette épidémie parcourut les provinces méridionales de la Russie, en descendant le Don; elle envahit Azof, forteresse célèbre et ville commerçante de Russie, et Taganrok, forteresse et port de cet empire sur la mer d'Azof, près l'embouchure du Don; de là, se porta à Sébastopol, port occidental de la Crimée à Nicolaëff, ville fondée par Potemkin, au confluent de l'Ingoul du Bogh et du Niester; dans les mois de décembre et janvier, s'avança

(1) Population, 19,000 habitans.
(2) Population, 40,000 habitans.
(3) Population, 12,000 habitans.
(4) Population, 350,000 habitans.

vers les bouches du Danube, fleuve le plus grand et le plus considérable de l'empire. Ses progrès furent lents dans ces pays peu peuplés ; mais, dans l'intérieur, elle se propagea avec plus de rapidité. Parvenue dans la Bessarabie, province de la Turquie d'Europe, appartenant à la Russie, située entre la Moldavie, le Danube, la Mer Noire et la petite Tartarie, elle fit un grand nombre de victimes. De la Bessarabie, dont la surface est presque couverte de marais, le choléra fut en Moldavie, autre province de la Turquie d'Europe. Dans ce pays, où la majorité des habitans est très-misérable, il fit de grands ravages. Le 10 mai 1831, il envahissait Jassy (1), capitale de la Moldavie : cette ville, dont les maisons sont pour la plupart bâties de paille et de terre, où les rues sont fort malpropres et où il n'y existe aucune police sanitaire, vit périr un dixième de sa population.

Cette épidémie envahit aussi la Valachie, autre province de la Turquie d'Europe où ses coups furent aussi meurtriers qu'en Moldavie. L'*Abeille du Nord* rapporte que, dans ces deux provinces (2), il y eut 36,560 atteintes et 20,218 décès.

Dans une autre direction, les troupes russes stationnées dans le gouvernement de Koursk, déjà infectées; ayant reçu l'ordre d'aller porter la guerre au sein de l'immortelle Pologne, se dirigèrent sur Varsovie. En quittant ce gouvernement, ces troupes avaient parmi elles quelques malades; aussi, partout où elles passèrent le choléra parut. Il entra avec elles dans l'Ukraine, grande contrée d'Europe, enclavée toute entière dans l'empire russe ; il parut aussi dans la Podolie et la Volhinie, provinces polonaises appartenant à la Russie. Là il prit encore deux directions différentes ; par l'une, suivant ces troupes, il fit avec elles son entrée en Pologne, atteignit

(1) Population, 56,000 habitans.

(2) Ces deux provinces ont 2,800,000 âmes de population.

Lublin, ville de ce royaume, dans le grand duché de Varsovie, à 36 lieues S.-E. de la capitale de ce duché. Le 1er avril, il était à Siedlec, autre ville de ce grand duché, à 40 lieues S.-O. de Varsovie, Zamosc et Brzescie, petite ville forte de la grande Pologne, à 26 lieues O. p. N. de Varsovie. Le 10, il était à Praga; le même jour il se montra dans l'armée polonaise, à la suite du combat d'Ignanie. Dans cette armée, il sévit principalement sur les soldats fatigués par des marches pénibles, des bivouacs prolongés, exposés aux intempéries des saisons, et surtout chez ceux qui faisaient un usage peu modéré des liqueurs fortes.

Varsovie (1), capitale du grand duché de ce nom, par le passage continuel des troupes qui avaient été en contact avec l'armée russe, en fut infectée le 22 avril. Dans cette ville, lors des premiers jours de son apparition, sa marche paraissait devoir être lente et peu intense; mais il s'y déploya à plusieurs reprises avec une intensité effroyable; on remarqua, dans une de ses époques, que, sur 1,100 malades, 920 succombèrent, ce qui présentait une proportion de 8 morts 36/100 sur 10 malades, tandis qu'un peu plus tard, cette intensité diminuant, sur 107 malades reçus dans l'hôpital, du 23 au 27 mai, 7 seulement succombèrent, ce qui ne donnait, en proportion, que 0-65/100 de morts sur 10 malades. M. Foy et plusieurs autres médecins ont remarqué que ces recrudescences n'arrivaient qu'à la suite de l'abaissement de la température, et sous le règne d'un air froid, malsain, et des vents du nord (2); enfin, on compta dans cette ville, du 23 avril

(1) Population, 90,000 habitans.

(2) D'autres médecins leur ont assigné une autre cause; ils ont prétendu qu'on devait ces recrudescences aux émotions qu'éprouvait ce peuple rare par son patriotisme, à l'issue de chaque combat, et aux tourmens que lui causait l'appréhension de nouveaux désastres, qui devaient amener la chute de sa belle patrie. Pour appuyer cette opi-

au 15 juin, 3,912 malades et 1,462 morts. Bientôt presque toutes les villes de la Pologne en furent infectées; parmi ces villes, on remarqua Ostrolenka, Lomza, Pultuk, Augustowo, Opatow et Cracovie, par l'intensité qu'il y déploya.

Dans l'autre direction des provinces de Podolie et de Wolhynie, le choléra fut dans les gouvernemens russes de Grodno et de Wilna, entra dans la Gallicie, province d'Autriche, occupant une partie de la petite Pologne; et, au mois de mai 1831, il était à Lemberg (1), capitale de cette province. Dans cette ville, du 23 mai au 3 juillet, on compta 3,599 malades et 1,749 décès. Dans le même mois il fut à Brody (2), ville de la même province, à l'extrémité orientale du palatinat de Lemberg. Ses habitans, qui ne purent se relever de la misère dans laquelle les plongea l'incendie de cette ville, arrivée en 1801, où il fut brûlé environ quinze cents maisons, se trouvèrent bien plus disposés, par ces souffrances passées, aux funestes coups de ce cruel fléau : aussi on compta dans cette ville, du 6 mai au 7 juin, 4,629 malades et 2,093 morts.

Le chiffre général des cholériques, dans la province de Gallicie (3), fourni par la *Gazette de Prusse*, est, depuis son apparition jusqu'au 19 novembre, de 259,805 malades et de 97,654 décès.

De cette province, il se porta en Hongrie, pays d'Europe avec titre de royaume, appartenant à la maison d'Autriche. Peu de villes ou villages de ce royaume en furent épargnés;

nion, ces médecins citèrent le fait suivant : « Le lendemain du jour où » l'on connut dans Varsovie les détails de la glorieuse affaire d'Ostro- » lenka, détails qui vinrent jeter l'effroi dans cette ville, par les pertes » immenses qu'on y avait faites, le choléra reparut avec une intensité » effrayante, et vint frapper un grand nombre de victimes. »

(1) Population, 45,000 âmes.

(2) Population, 24,000 âmes.

(3) Population, 2,780,000 âmes.

Pest, capitale du comté de ce nom, sur la rive orientale du Danube, fut une de celles où il fit le plus de ravages.

Le paysan hongrois, ignorant et demeurant toute sa vie sous la puissance des seigneurs et des nobles, voyant que c'était dans ses rangs où le choléra faisait le plus de ravages, ravages qu'il devait à sa position misérable et au manque absolu des précautions hygiéniques nécessaires pour diminuer la gravité de cette épidémie, précautions que pouvait prendre la noblesse habitant des châteaux commodes, et qui, en effet, éprouvait peu de pertes ; ce peuple, niant l'existence de ce fléau, accusa ces nobles de payer les Juifs pour empoisonner les fontaines publiques ; les médecins, malgré leur zèle infatigable à secourir ces malheureux, ne furent point exempts de ces horribles soupçons ; leurs services furent refusés, et plusieurs périrent victimes de cette exaspération et de cette fausse croyance. Une insurrection générale aurait éclaté, sans aucun doute, sans la présence soudaine des régimens envoyés pour étouffer la révolte dans ce royaume (1).

	Malades.	Morts.
Du 13 juin 1831 au 15 janvier 1832	501,657	217,594
Du 16 janv. au 26 juillet, (époque où il disparut).	36,682	19,814
Total.	538,339	237,408

De la Hongrie, il se divisa en deux voies bien distinctes : par l'une, en suivant la Vistule, il envahit la Prusse par sa partie occidentale, en tenant la marche suivante : dans le mois de mai il éclata d'abord à Dantzick, une des plus grandes villes de l'Europe, puis dans le grand duché de Posen, situé dans la Pologne prussienne ; ensuite il envahit la Silésie, grand duché d'Allemagne, et Breslaw, capitale de ce duché, située sur l'Oder, à 65 lieues S.-E. de Berlin. Parmi les

(1) Population de ce royaume, 7,500,000 habitans.

villes de cette partie occidentale qui furent envahies, on cite Kœnisberg, ville capitale de tout le royaume, à 30 lieues E.-N. de Dantzick; Tilsitt, la plus grande et la plus importante ville de Prusse après Kœnisberg, située à 23 lieues E.-N. de cette dernière : cette ville, célèbre dans les fastes de notre gloire par l'entrevue des deux empereurs sur le Niémen, le 26 juin 1807, et par le traité portant le nom de cette ville, qui y fut signé le 7 juillet suivant, souffrit beaucoup de cette épidémie; Elbing, ville située sur la petite rivière du Nogat, à 13 lieues S.-E. de Dantzick; Graudentz, petite ville sur la rive droite de la Vistule, à 7 lieues N.-E. de Culm; Thorn, ville sur le même fleuve, à 36 lieues S. de Dantzick, Culm, ville de la Pologne prussienne, située sur le même fleuve, à 28 lieues S. de Dantzick; Mariembourg, ville sur le bras oriental du même fleuve, à 10 lieues S.-E. de Marienwerder, formant la partie orientale de la Poméranie, près la Vistule, au confluent du Nogat, à 12 lieues S. de Dantzick, et enfin le gouvernement de Bromberg, dans lequel vingt-deux villes et onze villages ont été envahis par ce cruel fléau.

De la partie occidentale il gagna Landsberg, ville d'Allemagne dans la nouvelle Marche de Brandebourg, sur la Warta, à 27 lieues E. de Berlin. De Landsberg, après avoir parcouru plusieurs autres villes et villages, il envahit Berlin, capitale de l'électorat de Brandebourg, résidence du roi de Prusse. De cette ville, qui en fut atteinte à la fin d'août, il fut à Magdebourg, grande et ancienne ville de l'Allemagne, capitale du cercle de la Basse-Saxe, sur la rive gauche de l'Elbe, à 28 lieues O.-S. de Berlin.

TABLEAU NUMÉRIQUE

DES MALADES ET DECÈS CHOLÉRIQUES

Dans les provinces prussiennes, depuis l'invasion, jusqu'au 15 novem.
(Extrait de la *Gazette de Prusse.*)

PROVINCES ET GOUVERNEMENS.	MALADES.	MORTS.
Prusse.	20,563	12,231
Posen.	10,551	6,041
Silésie.	2,549	1,295
Brandebourg.	4,663	2,827
Saxe.	610	362
Poméranie.	1,399	847

Par l'autre voie, en suivant le Danube, le choléra envahit l'Autriche, la Bohême et la Moravie. Parmi les villes de ces contrées qui en furent atteintes, et dont on a quelques données de chiffres, on cite les suivantes : en Autriche, Vienne, capitale de l'archi-duché de cet empire, située sur la Vienne et sur un bras du Danube. Dans cette capitale, qui a 270,000 âmes de population, on compta, du 1er septembre, jour de l'invasion, au 13 décembre, 4,028 malades et 1,924 décès ; en Moravie, Brum, ville qui compte 30,000 âmes de population, du 21 septembre au 10 novembre, il y eût 1,556 malades et 590 décès ; et en Bohême, Prague, capitale du royaume de ce nom, à 54 lieues N.-E. de Vienne, située sur les rives de la Moldaw : cette ville, qui a 75,000 habitans, eut, du 28 novembre au 17 janvier, 3,094 malades et 1,288 décès, et enfin il vint envahir Hambourg, grande ville d'Allemagne, située entre l'Alster et l'Elbe, à 170 lieues N.-O. de Vienne, 160 lieues N.-E. de Londres. Dans cette ville, qui compte 120,000 âmes de population, il y eut 5,687 décès.

On évalue les décès causés par le choléra en Autriche, en Bohême et en Moravie, à 80,000.

Dans ce précis on a dû remarquer que dans le nord de l'Europe, comme en Asie, les grands fleuves ont favorisé l'extension de ce cruel fléau : ainsi, le Don, le Danube, le Dniester ; la Vistule, la Theiss, la Dwina, la Sprée, servirent à sa propagation, comme le Gange, l'Indus, le Tigre, l'Euphrate et le Wolga.

De Hambourg, le choléra traversa la mer d'Allemagne et vint se montrer à Sunderland, ville d'Angleterre, dans le comté de Durham, à l'embouchure de la Wère. De Sunderland, se portant plus au nord, il envahit Edimbourg, puis revenant sur lui-même, apparut à Londres, et enfin s'étendit dans l'Angleterre et l'Irlande, où il fit peu de ravages, si l'on en croit les bulletins sanitaires fournis par les journaux anglais, dans lesquels on ne trouve que 6657 décès pour l'Angleterre, et 4201 pour l'Irlande, depuis l'invasion au premier juillet.

Tandis que ce fléau régnait dans ces deux royaumes, on apprit en Europe qu'il venait de reparaître en Egypte et en Arabie : voici quelques détails recueillis sur la marche et sur le nombre de victimes qu'il fit dans ces contrées.

Dans le mois d'avril 1831, le choléra reparut à Damas, ville célèbre et capitale de la Syrie, à 150 lieues N.-E. du Caire avec une telle intensité, qu'en très-peu de temps, on y compta 12,000 victimes. De Damas, dans les premiers jours de mai, il fut à la Mecque, ancienne et fameuse ville de l'Asie, dans l'Arabie-Heureuse, province de l'Hedjas, à 16 lieues S.-S.-E. de Médine. De cette ville, célèbre par sa mosquée, qui est la plus belle et la plus riche de l'empire ottoman (1), le

(1) Cette riche mosquée attire un concours prodigieux de toutes les sectes de Mahomet, qui y viennent chaque année en grand pèlerinage, et qui vont ensuite à Médine pour y visiter le tombeau de leur prophète, renfermé dans une mosquée aussi riche que celle de la Mecque.

choléra fut à Médine, où il reparaissait pour la seconde fois, et fut apporté, ainsi qu'à la Mecque, par les nombreux pèlerins venant de la Syrie. Pour donner une idée des désastres qu'il fit dans ces contrées, voici l'extrait d'une lettre d'un médecin toulousain qui fut en pèlerinage à Ste.-Kaabah.

« Dans les premiers jours de mai, j'étais arrivé de Damas » à Alexandrie, où le choléra faisait de grands ravages. C'é» tait le temps des pèlerinages, et je suivis, vers la Mecque » et Médine, la caravane de Syrie. Ce n'était pas par curio» sité, mais j'étais persuadé que ce terrible fléau viendrait » moissonner, jusqu'au pied du tombeau du prophète, les » plus fervens sectateurs de l'Islanisme. De cet effrayant » spectacle, on pouvait tirer des observations très-utiles » pour l'avenir. Là, de toutes les parties de l'Afrique, » des rives de la Méditerranée jusqu'au désert de Sahara, » de l'intérieur des terres, des bords du Niger et des côtes » de Guinée, on voit accourir les riches Maures et les Nègres » presque nus, qui invoquent ensemble Allah et son prophète. » La Turquie européenne, l'Asie-Mineure, l'Egypte, les trois » Arabies, la Perse et les Indes, envoient leurs dévots à Ste» Kaabah. Le choléra, devait, sans aucun doute, y être porté » sur toutes les tribus, que d'énormes espaces sépareraient » toujours, si un sentimeut religieux n'en rassemblait pas » chaque année de nombreux représentans. Mes prévisions » sur la propagation ont malheureusemeut été justifiées.

» L'invasion a été rapide et instantanée ; des individus, » dans l'état de bonne santé, tombaient à terre, vomissaient, » devenaient froids, et mourraient sur la place. La première » pensée qui se présenta au commun des pèlerins, fut que » c'était la peste ; mais les ulémas, les cheiks et les médecins « musulmans, repoussèrent cette idée, en se rappelant le » passage du Koran, qui dit que la peste a été, pour tou» jours, exilée des saints lieux, par le prophète, et que ja» mais elle ne pourra y rentrer.

» Pendant les trois jours qui précèdent le Courbain-Bayram, » les pèlerins, la garnison, les habitans du pays, tout se rend » à l'Arafat ; là, on doit faire la prière célèbre, relative à la » reconnaissance d'Adam et Eve. Aucun devoir, aucun be- » soin ne peut faire sortir de ce lieu, et pendant trois jours, » il faut oublier toutes ses affaires, toutes ses affections, et » même les nécessités que la nature impose à l'homme. Ces » malheureux musulmans n'ont point manqué à ce précepte » religieux. Une foule immense, pressée, amoncelée, resta » à l'Arafat les trois jours prescrits, sans bouger de place ; » pendant la troisième journée, elle fut inondée par une pluie » battante qui ne cessa point. Le nombre des morts, qui déjà » avait été considérable, s'accrut alors avec rapidité, et s'é- » leva dans une progression effrayante, dans les momens où » l'eau tombait avec le plus d'abondance. Il semblait que » Dieu avait ordonné de frapper cette masse immobile. Huit » mille cadavres jonchèrent le sol et y demeurèrent sans sépul- » ture. Ceux qui avaient survécu ne prirent pas le soin de » les ensevelir, ayant trop de hâte de se rendre le soir » même à Mina, lieu de la grande foire, pour jeter tous en- » semble des pierres aux trois grands démons ou esprits ma- » lins, qui ont été emprisonnés par le prophète.

» A Mina, resplendissant de l'amas des richesses de l'O- » rient, un plus grand nombre de victimes, instantanément » frappées, devaient faire oublier celles qui gisaient à l'Ara- » fat. A la fête de Mina, chaque Musulman aisé tue et dépèce » un mouton ; 30,000 de ces animaux furent égorgés dans la » journée. Le sang et les entrailles des victimes, que la cha- » leur et les insectes livraient à une prompte putréfaction, les » exhalaisons des cadavres de l'Arafat, que le vent brûlant » du sud jetait sur Mina ; tous ces nouveaux principes de cor- » ruption et de mort vinrent porter au dernier degré d'in- » tensité le fléau qui accablait ce malheureux pays. De mi- » nute en minute, on voyait des morts tomber au pied des

» tentes ; l'homme sain et robuste, qui s'entretenait avec » vous, chancelait, était renversé, et, dans quelques mi- » nutes, privé de sentimens et glacé ; tout fuyait dans toutes » les directions. Le silence horrible de la mort succéda bien- » tôt à cette cohue.

» A la Mecque, le mal augmenta encore après ces jours de » désolation. Abden-bey, gouverneur de la ville, se rendit » à Mina pour y accomplir ses devoirs religieux. Il fut attaqué » dans la nuit même, et, bien avant le lever du soleil, il » avait cessé de vivre.

» Rien d'aussi horrible ne s'était offert à mes yeux, que ce « que j'ai vu à l'Arafat, à Mina et à la Mecque !! Ces cada- « vres de nègres, de mulâtres, de caffres, de blancs, mêlés » aux entrailles des victimes, souillés de leur sang, cette » foule fuyant et tombant sous les coups d'un glaive invisi- » ble ; ces cris d'effroi, que suivait un silence funèbre, offraient » un spectacle épouvantable. »

De la Mecque, le choléra fut à Suez, ville située au bord de la Mer-Rouge, dans l'isthme de ce nom, à 46 lieues E. du Caire. Dans cette ville, presque inhabitée, sur 400 habitans, il en périt, dans les journées des 30, 31 juillet et premier août, 125, y compris le gouverneur et les voyageurs de la Mecque.

Le 18 août, il se déclara au Caire, capitale de l'Egypte, située à quelque distance du Nil, au-dessous de l'endroit où ce fleuve se partage en plusieurs bras. Cette ville, dont les rues sont fort étroites, tortueuses et point pavées, où la populace est ignorante, misérable, et peut-être la plus dégoûtante qui soit au monde, souffrit beaucoup de ce cruel fléau. Hassan-Pacha, parent du vice-roi, en fut atteint un des premiers. Son harem, ainsi que le quartier franc, en furent infectés le premier jour, et vinrent, par les malheureux qui y succombèrent, grossir le chiffre de la mortalité, qui s'éleva, dans cette journée, à 160, et le lendemain à 245. Ce chiffre, qui, chaque jour, augmentait, et qui s'était élevé, le 29 août, à 1,800, diminua si rapidement, que le 3 septembre il était descendu à 366, et le 8 à 186 ; enfin, on évalue la mortalité à 32,000. Ce fut encore les pèlerins fuyards de la Mecque qui l'apportèrent dans cette ville, qui n'avait point eu d'épidémie aussi forte depuis celle de 1798, année dans laquelle il périt, en très-peu de temps, 6439 personnes.

Du Caire, malgré toutes les précautions prises pour en arrêter les progrès, le choléra envahit, le 21 août, Alexandrie, ville ancienne de l'Egypte, bâtie par Alexandre-le Grand, 332 ans avant Jésus-Christ, située à l'une des embouchures occidentales du Nil, près de la Méditerranée, à 50 lieues N.-O. du Caire. Dès son apparition dans cette ville, il en fut de même qu'à Moscou : toutes les affaires furent suspendues ; les échéances des effets de commerce furent prorogées par une ordonnance du corps consulaire ; les rues devinrent désertes ; toutes les maisons furent fermées. Si, ce qui arrivait à chaque instant, un homme atteint de cette maladie tombait dans la rue, il périssait sur la place, sans pouvoir obtenir de secours. Ce fléau était si meurtrier, qu'on voyait des hommes robustes et pleins de vigueur se rouler sur la terre, se débattre avec eux-mêmes, en proie à des crampes horribles et à de cruels déchiremens, expirer noyés dans leurs vomissemens, et rester plusieurs jours sans sépulture, ne trouvant personne, à quelque prix que ce fût, pour remplir cette triste mission : on voyait dans les rues et sur toutes les places publiques, des cadavres abandonnés. Pour se rendre aux mosquées, on marchait sur le corps des malheureux qui, avant de succomber, s'y étaient traînés pour implorer leur Dieu. Les miasmes infects que répandait le grand nombre de cadavres restés sans sépulture, menaçait les habitans d'une destruction complète, si on n'y apportait un prompt remède. Ce fut encore le corps consulaire, qui, à force d'argent, parvint à organiser, parmi les esclaves, une compagnie de fossoyeurs, et fit disparaître ces causes d'infection et de putréfaction, qui auraient, sans aucun doute, amené la ruine de cette ville.

Malgré qu'Ibrahim-Pacha eût fait entourer son palais d'un triple cordon, le choléra s'y montra le 25 août, et fit sauver ce prince, qui se jeta sur une barque et se fit conduire dans la Haute-Egypte. Dans ce palais, 46 personnes en furent atteintes, et 36 succombèrent.

La partie de cette ville qui souffrit le plus de l'épidémie fut le quartier de la marine, ainsi que les navires qui se trouvaient dans le port. On rapporte « que sur 500 hommes qui » montaient une des frégates du pacha, plus de 350 moururent dans l'espace de vingt-quatre heures. Trois Européens, » qui étaient à son bord, se sauvèrent comme par miracle. »

Enfin, comme au Caire, ce fut vers le commencement de septembre qu'il perdit de son intensité. On ne comptait plus le 3, que 203 morts, et le 8, que 84. La journée dans laquelle il y eût le plus de décès fut celle du 27 août, où on compta 793 morts.

Le tableau suivant, qui présente un chiffre moins élevé qu'on aurait pu le penser, d'après le récit qu'on vient de lire, paraît cependant être assez exact, et surprendra moins, quand on remarquera que cette maladie ne frappa avec force que pendant six ou sept jours, et qu'elle diminua avec autant de rapidité qu'elle avait augmenté.

TABLEAU NUMÉRIQUE DES VICTIMES DU CHOLÉRA A ALEXANDRIE.

	Morts.
Dans la population arabe.	2,910
Parmi les Juifs, Cophtes et Levantins-Rayas. . .	127
Parmi les Européens.	93
Dans les quatre régimens en garnison ou campés.	558
A bord des bâtimens, sur 3,000 marins environ. .	814
Ouvriers de l'arsenal et de l'hôpital.	541
Galériens.	60
Total.	5,103

Fidèle à ses habitudes, les routes tracées, le cours des canaux et les fleuves servirent de guide au choléra pour étendre ses ravages dans ces contrées, qui déjà sont fort insalubres, par l'absence de toute police sanitaire, par les fréquentes inondations du Nil, qui les rendent très-humides et malsaines, et par le peu de soin qu'on apporte au cérémonial des sépultures, qui vont exhaler, au sein des villes et villages, leurs funestes émanations.

Parmi les villes et les villages qui en furent atteints, et dans lesquels se trouve une population malheureuse, ignorante et insouciante pour toutes les précautions hygiéniques, on remarque Fouah, ville à l'entrée du canal de Mahmoudieh, où s'étaient arrêtés beaucoup de fuyards de la Mecque; Damiette, ancienne et célèbre ville de l'Égypte, à 40 lieues E. d'Alexandrie, située sur la rive orientale du Nil, à deux lieues de son embouchure, où on compta 3,224 décès; Rosette, une des plus jolies villes de ce pays, sur la rive orientale du Nil, à 42 lieues N.-O. du Caire, dans laquelle on rapporte qu'il y eut 1,800 victimes; et le village d'Abou-Zabel, qui a donné son nom à l'hôpital-école de son voisinage, où, sur 2,000 habitans, il en périt 1,000.

DEUXIÈME PARTIE.

Apparition du choléra en France. — Début et marche de ce fléau dans Paris. — Son invasion dans 40 départemens. — Description topographique de ces départemens.

Revenant en Europe, de Londres le choléra, traversant la Manche sans envahir aucune contrée, vint droit à Paris, où il se déclara le 26 mars 1832. Cette ville, la première capitale de l'Europe, et la plus forte en population après Londres, n'avait point été visitée par aucun fléau pestilentiel depuis le dix-septième siècle. (1) Aussi, s'y croyait-on quitte de ces dévastations, grâce aux progrès de la civilisation, à l'amélioration de l'existence des peuples, à une meilleure police, à la science et aux lumières de nos médecins ; mais cette croyance devait bientôt s'évanouir à l'aspect de ce cruel fléau.

(1) Paris souffrit beaucoup, dans les siècles passés, des pestes et maladies contagieuses qui, presque toutes, étaient les suites de famines causées par les guerres continuelles que se faisaient les nobles entre eux. Parmi les années qui ont été visitées par ces cruels fléaux, on cite particulièrement celles de 987, 990, 992 et 993, années dans lesquels il y eut une peste appellée le *mal des Ardens,* qui enleva dans l'année 993, 40,000 personnes ; 1003 jusques et y compris 1008 : dans cette dernière la confusion fut si grande, qu'on enterrait les morts et les vivans ; 1347, 1399, 1438 : dans cette année, on compta 50,000 victimes ; 1468, 1619, 1627, 1631, 1638 et 1668 : cette dernière se prolongea jusqu'en 1669.

A Paris, comme partout où il s'était montré, ce fut encore l'eau qui favorisa sa propagation, et ce fut sur ses bords qu'il vint chercher ses premières victimes. Le quartier de la Cité, le plus malsain, le plus bas et le plus insalubre de cette ville, fut un des premiers infectés. Ensuite il envahit celui de la Sorbonne, dans sa partie basse, avoisinant la Seine; celui des Arcis, dans les rues les plus rapprochées des bords de cette rivière, et celui de l'Hôtel-de-Ville, dans sa partie basse (ou rue de la Mortellerie et celles y aboutissant); mais ne bornant point là ses ravages, tous les quartiers en furent bientôt infectés, sévissant surtout dans ceux où les rues sont malsaines, étroites et peu aérées, et où la population est le plus misérable, à l'exception cependant du quartier des Invalides, qui, malgré sa position salubre, ses rues larges et aérées, fut un de ceux dans lesquels on compta le plus de victimes, principalement dans la partie la plus éloignée de la Seine (1).

A Paris, comme à St-Pétersbourg, en Prusse et en Hongrie, il y eut de sérieuses insurrections et des victimes de l'exaspération du peuple. Dans les premiers jours de l'apparition du choléra, peu de gens, en dehors de la classe éclairée, voulaient croire à son existence. Dès lors, les bruits sinistres d'empoisonnement, que la malveillance se plaisait à répandre, commencèrent à acquérir quelque consistance. Partout et dans tout, l'on croyait apercevoir quelques traces de poison. Les esprits s'échauffèrent; dans tous les carrefours, de nombreux rassemblemens se formèrent. De ces rassemblemens, sortirent ces hommes féroces, dignes émules du huitième siècle, qui ameutèrent des hommes qu'ils égaraient, leur signalant, pour satisfaire leur goût, les victimes qu'ils devaient massacrer!!! Qui croira que Paris, la première

(1) Dans les avenues entourant les Invalides et l'École-Militaire, un tiers de la population en fut atteint, et tous les cas y furent graves.

ville du monde civilisé, Paris, le foyer des lumières, sur lequel l'Europe entière a les yeux fixés, renfermait encore dans son sein des hommes assez barbares pour massacrer leurs concitoyens sur des soupçons aussi absurdes, oubliant qu'il est des lois pour punir les coupables, et qu'à la justice seule appartient le droit de les juger.

A ces insurrections succéda bientôt le silence de la mort. Le peuple devint triste, morne et silencieux; ceux qui croyaient le moins à l'existence du choléra étaient ceux qui en furent le plus effrayés. Déjà un grand nombre de familles avait à déplorer quelques-uns de ses membres. Le riche fuyait de toutes parts, croyant éviter d'en être atteint, ne se doutant pas que, malgré le peu de séjour qu'il avait fait dans la capitale depuis l'invasion du choléra, et, qu'ayant été sous l'influence de cette épidémie, il avait pu contracter cette maladie, en précipiter l'apparition, ou en augmenter l'intensité par la peur et les fatigues des voyages, ce qui arriva, car plusieurs de ces émigrés en furent pris en route et moururent au bout de quelques heures. Aussi ces émigrations (1), qui servirent encore à étendre la plaie, cessèrent-elles aussitôt qu'on en connut les résultats.

Dans cette ville, où le nombre des victimes augmenta de jour en jour, tout se ressentit de la consternation générale. Le commerce, qui depuis quelque temps allait fort mal, fut tout à fait anéanti. Spectacles, lieux publics, réunions, sociétés (2), tout était abandonné, et remplacé par la terreur et le deuil général.

(1) Ces émigrations étaient si fortes, que les places aux diligences étaient retenues huit jours d'avance. A la poste aux chevaux, le nombre des demandeurs fut si grand, que le chiffre des chevaux pris dans les journées des 5, 6 et 7 avril, journées dans lesquelles il y eut le plus d'émigrations, s'éleva à 618, dont 217 le 5, 186, le 6, et 215 le 17.

(2) Les mariages se ressentirent aussi de cet abattement général. Dans le mois d'avril, il n'en fut célébré dans Paris que 25, tandis qu'en temps ordinaire le chiffre est de 250 à 300 par mois.

L'autorité, qui d'avance avait pris des mesures sages, afin de n'être point prise au dépourvu, mesures auxquelles elle n'avait point donné toute l'extension qu'exigeaient d'aussi grands désastres, croyant que ce fléau, qu'on nous annonçait toujours comme perdant sa force au fur et à mesure qu'il s'avançait vers nous, ne ferait presque point de victimes dans notre pays, s'il en était infecté, s'apercevant enfin que s'étendant avec rapidité, il était temps d'agir, mit enfin ses projets à exécution, aussitôt des bureaux de secours furent établis dans chaque quartier. Dans ces bureaux, le malheureux trouvait jour et nuit, gratuitement et dans un délai très-court (1), médecins, pharmaciens et tous les secours que réclamait sa position, en attendant son transport dans un hôpital, s'il ne pouvait se faire traiter chez lui.

A cette sage mesure, une foule d'autres succédèrent: pour l'assainissement des maisons, des établissemens publics et des rues, des commissions de salubrité furent instituées dans chaque arrondissement; des délégués de ces commissions parcouraient la ville en tout sens, visitaient les maisons, faisaient disparaître tout ce qui pouvait devenir un foyer d'infection, ou ce qui pouvait nuire à la santé publique.

La garnison vint aussi fixer l'attention du ministre de la guerre: un ordre du jour fut publié, par lequel on ordonnait des mesures de salubrité et d'hygiène, ainsi qu'une amélioration sensible dans la nourriture du soldat et dans l'ordre du service.

Les prisons furent visitées; de nombreuses répartitions ou évacuations, et quelques élargissemens y firent cesser toute espèce de crainte d'encombrement. Les murs des corridors, des escaliers et des chambres furent blanchis avec un lait de chaux; les infirmeries furent surveillées avec plus de soin,

(1) Des cabriolets étaient attachés à ces bureaux, afin que les secours fussent portés plus promptement.

et des ordres y furent donnés pour qu'au premier appel des secours fussent portés de suite.

Les hôpitaux se ressentirent aussi de cette idée fixe, celle de borner, s'il était possible, les progrès de cette cruelle maladie, et d'apporter les secours les plus prompts aux malheureux qui en seraient atteints. En outre de l'extension donnée aux services spéciaux des cholériques dans les hôpitaux ordinaires (1), des hôpitaux temporaires furent ouverts dans différens quartiers de la ville; ces maisons furent montées si promptement, qu'on aurait cru plutôt que c'était le résultat d'un travail de fées que de celui des hommes.

ÉTAT DES HOPITAUX TEMPORAIRES AVEC LE NOMBRE DES LITS QUE CHACUN CONTENAIT.

Grenier d'abondance.	600
Bons-Hommes.	400
Maison des Lazaristes, (rue de Sèvres).	50
Maison de convalescence de Picpus (dite Leroy).	50
Hospice Leprince au Gros-Caillou.	24
Hospice des Ménages.	36
Orphelins, rue du Faubourg-Saint-Antoine.	210
Maison donnée par MM. Mallet, rue de Clichy.	60
Total.	1,430

Parmi ces établissemens temporaires, il en est un qui doit être cité plus particulièrement, comme étant le plus considérable, et à cause de la promptitude avec laquelle il fut monté. Le Grenier d'Abondance fut confié, pour son organisation et son administration, à M. le baron Rendu, membre du conseil général des hôpitaux et hospices, et à M. Desportes, un des plus anciens administrateurs. Grâce au choix qu'avait fait

(1) Dans ces hôpitaux, 1,200 lits étaient réservés pour les cholériques.

l'administration, de ces deux hommes, en moins de six jours ces bâtimens, qui servaient de grenier de réserve, et qui resserraient encore beaucoup de farines, furent vidés de ces marchandises et métamorphosés, non point en hôpital temporaire, mais en hôpital modèle; salles, lingeries, pharmacie, cuisine, literie, service de santé, organisation administrative, rien de tout cela ne ressemblait à du provisoire, ni ne se ressentait de la précipitation avec laquelle on avait opérée (1); aussi le 20 avril, quinze jours après la décision ministérielle, on y avait déjà reçu près de quatre cents malades.

Un établissement fut aussi disposé pour y recevoir les orphelins de pères ou de mères décédés du choléra. Cet établissement, quoique vaste, fut bientôt insuffisant par le grand nombre de ces malheureux (2); beaucoup sont encore à placer, espérons que l'autorité ne restera pas en arrière, et qu'elle achèvera l'œuvre qu'elle a si bien commmencée.

Malgré toutes les précautions et toutes les mesures de salubrité et d'hygiène, l'épidémie allait toujours croissant; le désespoir dans l'âme, les habitans de cette ville ne voyaient plus de bornes à ses cruels ravages (les journées des 9, 10, 11 et 13 avril, on comptait 900 à 1,000 décès par jour). L'aspect hideux de ces grands chariots voiturant par trentaine les cadavres des malheureuses victimes jusqu'à leur dernière demeure, les stations de ces chariots dans chaque carrefour, et cette foule de brancards où gisaient des malheureux qu'on

(1) Ce fut le 6 avril que l'on commença à enlever les farines qui étaient resserrées dans ce bâtiment, et que les ouvriers commencèrent à y travailler. Le 12, les salles et le matériel étant prêts, cet hôpital fut ouvert au public.

(2) Le nombre de ces orphelins, connnu à la Préfecture, le 22 mai, était de 773, dont 181 étaient sans asiles et recueillis par les soins de l'administration des hôpitaux; savoir : de 2 à 7 ans, 27 garçons, 22 filles; de 7 à 14, 37 garçons, 24 filles. Reçu aux Enfans-Trouvés, 40 garçons, 31 filles. Total, 104 garçons, 77 filles.

portait dans les hôpitaux, contribuèrent beaucoup à cet effroi général : la peur s'empara des esprits et augmenta le nombre des victimes.

Enfin, après vingt-cinq jours de cet état horrible, la maladie commença à décroître, et avec sa décroissance, se rétablirent la confiance et la sécurité publiques.

A Paris on compta, depuis l'invasion du choléra au 31 juillet, environ 45,000 malades, et 16,841 décès. (*Voir les Tableaux*, nos 1, 2, 3, 4 et 5.)

Ce chiffre des décès, résultat de relevés faits sur les registres de l'état civil, n'indiquant point les pertes de chaque arrondissemens de Paris, à cause des décès arrivés dans les hôpitaux, d'habitans de diverses localités, obligèrent l'autorité à faire établir dans chaque hôpital un classement par arrondissemens, suivant la déclaration du domicile, lors de l'admission du malade. Reconnaissant combien la communication de ce travail me serait utile pour atteindre le but que je me propose dans cet ouvrage, je m'adressai à MM. les administrateurs Desportes et Jourdan, qui, toujours prêts à encourager toutes recherches dont le but tendrait à l'amélioration des classes pauvres, autorisèrent MM. les agens de surveillance des établissemens dont ils ont la direction, à me fournir tous les renseignemens qui me seraient nécessaires. Grâce à cette autorisation, et à l'obligeance de MM. les agens, je parvins à recueillir des documens suffisans pour dresser cet état.

ETAT DES DÉCÈS CHOLÉRIQUES DE PARIS.

CLASSES DANS LEUR ARRONDISSEMENT RESPECTIF,

Du 26 mars au 31 juillet.

		Décès.			Population.
1er Arrond.	A domicile.	562	741	—	67013
——	Dans les différens hôpitaux.(1)	179			
2e Arrond.	A domicile.	419	558	—	74995
——	Dans les différens hôpitaux. .	139			
3e Arrond.	A domicile.	358	483	—	50167
——	Dans les différens hôpitaux. .	125			
4e Arrond.	A domicile..	486	787	—	45353
——	Dans les différens hôpitaux. .	301			
5e Arrond.	A domicile.	442	750	—	67951
——	Dans les différens hôpitaux. .	308			
6e Arrond.	A domicile.	778	1247	—	81180
——	Dans les différens hôpitaux. .	469			
7e Arrond.	A domicile.	1180	1595	—	59608
——	Dans les différens hôpitaux. .	487			
8e Arrond.	A domicile.	1228	1888	—	73493
——	Dans les différens hôpitaux. .	660			
9e Arrond.	A domicile.	1162	1802	—	42718
——	Dans les différens hôpitaux. .	640			
10e Arrond.	A domicile.	1726	2380	—	83422
——	Dans les différens hôpitaux. .	654			
11e Arrond.	A domicile.	980	1316	—	50572
——	Dans les différens hôpitaux. .	336			
12e Arrond.	A domicile.	1628	2417	—	77866
——	Dans les différens hôpitaux. .	789			
	Totaux.		15964		774338
Décès.	Parmi les militaires de la garnison.	514	877		
	Habitant la banlieue, ou inconnus, décédés dans les hôpit.	363			

Total égal aux déclarations faites aux mairies. 16841

Tandis que ce cruel fléau faisait tant de ravages dans Paris, il s'étendait dans ses environs. Les 30 et 31 mars, il se décla-

(1) Ces chiffres sont tirés du classement général, par arrondissement, des décès des différens hôpitaux de Paris.

rait dans la sous-préfecture de St-Denis. Les communes de St-Denis, la Villette et Passy, en furent atteintes les premières. Depuis l'invasion, au 15 juillet, on comptait, dans cet arrondissement (1), 4,588 malades et 1,446 décès. (*Voir le Tableau*, n° 5.)

Parmi les communes de cette sous-préfecture qui ont le plus souffert de cette épidémie, on remarque celle de Saint-Denis, qui, sur une population de 9,686 habitans, eut 270 décès, dont 143 hommes et 127 femmes, ce qui donne une proportion de 1 décès sur 35 habitans.

Le premier avril, il se montrait dans la sous-préfecture de Sceaux. Ce fut les communes de Vaugirard et d'Arcueil qui en furent atteintes les premières. On comptait, dans cet arrondissement (2), depuis l'invasion, au 15 juillet, 1,474 malades et 811 décès. (*Voir le Tableau*, n° 5.)

Ce cruel fléau ne borna point là ses ravages; bientôt on apprend qu'il s'est répandu dans les départemens. Nos jeunes médecins s'empressèrent, avec leur zèle accoutumé, de se rendre sur tous les points où ce terrible fléau avait porté ses horribles dévastations. En moins d'un mois, trente-deux départemens en furent infectés.

Pour donner quelques détails sur les désastres de cette épidémie dans ces différens départemens, on ne suivra point sa marche comme on l'a fait jusqu'à présent, ce qui pourrait embrouiller le récit. Pour éviter tout désordre, et pour donner ces détails d'une manière plus claire, ces départemens seront classés suivant leur ordre alphabétique.

Aisne. — Formé d'une partie de la Picardie, de la Champagne et de la Brie, tirant son nom de la rivière de l'Aisne, qui le traverse de l'est à l'ouest, et qui va se jeter dans l'Oise, près de Compiègne. Le climat est tempéré, l'air est générale-

(1) Population, 87,282 habitans.

(2) Population, 73,488 habitans.

ment sain ; cependant, il y a quelques parties marécageuses, dont le dessèchement ne pourrait qu'ajouter encore à la salubrité de l'atmosphère. On y compte 94 étangs, qui occupent 2,900 hectares. Dans ce département, le choléra se déclara le 11 avril, dans la commune d'Erlon ; le 14, au dépôt de Villers-Coterets ; le 16, à Laon, et le 18, il était dans les cinq arrondissemens, dans lesquels on compta, depuis l'invasion, au 5 août. (*Voir le Tableau*, n° 6.)

Arrondissemens.	Malades.	Morts.	Population.
De Saint-Quentin.	1361	551	110770
De Vervins.	1032	433	111692
De Laon.	4131	2028	161731
De Soissons.	2272	1135	68036
De Château-Thierry.	1320	818	60771
Totaux.	10116	4965	513000

Quoique ce fut l'arrondissement de Soissons qui eut le plus de malades et de morts, proportionnellement à sa population (*Voir le Tableau*, n° 17), la maladie n'y a pas été aussi grave que dans celui de Château-Thierry, où l'on perdait un malade sur un 61/100e, tandis que dans la première, on perdait qu'un malade sur deux.

Allier. — Formé du ci-devant Bourbonnais, tirant son nom de la rivière de l'Allier, qui y coule du sud au nord. Quoique dans ce département, les étangs ou amas d'eaux stagnantes, soient très-étendus et fort multipliés sur la surface, ce qui répand dans l'atmotsphère, surtout lors des grandes chaleurs, des exhalaisons putrides, et contribue aux maladies épidémiques qui s'y manifestent durant l'été et l'automne, le choléra n'y fit que paraître.

Ardennes. — Ce département, formé d'une partie de la ci-devant province de Champagne, et qui tire son nom de la forêt des Ardennes, située dans sa partie septentrionale, n'eut qu'un seul arrondissement qui en fut atteint, ce fut celui de

Rhétel (population : 65,845 h.), voisin du département de l'Aisne ; et, sur la rivière de ce nom, dans cet arrondissement, il y eut :

	Malades.	Morts.
Depuis l'invasion au 30 mai.	11	3
Du 1er au 10 juin.	39	25
Du 11 au 29 juin.	146	93
Du 30 juin au 6 juillet.	164	69
Du 7 au 25 juillet.	232	98
Du 26 au 31 juillet.	118	58
Totaux.	710	346

Aube. — Formé de la partie méridionale de la ci-devant province de Champagne, et d'une petite partie de la Bourgogne, tirant son nom de la rivière de l'Aube qui le traverse de l'est au nord-est ; dans ce département le choléra se déclara le 11 avril, à Troyes, chef-lieu de ce département ; le 15 à Nogent-sur-Seine ; le 19 dans l'arrondissement de Bar-sur-Seine ; et le 25 il avait envahi tous les arrondissemens dans lesquels oncompta depuis l'invasion au 5 août. (*Voir le Tableau*, n° 6.)

Arrondissemens.	Malades.	Morts.	Population.
De Troyes.	2284	865	87431
D'Arcis.	144	80	35128
De Nogent.	354	170	32213
De Bar-sur-Aube.	343	121	40112
De Bar-sur-Seine.	764	460	51477
Totaux.	3889	1696	246361

On remarquera que l'arrondissement où il y eut le plus de malades fut celui de Troyes, où l'on compta un malade sur 38 habitans, et 1 mort sur 101 : mais que ce fut dans l'arrondissement de Bar-sur-Seine où il fut plus grave, puisqu'on y perdit 1 malade sur un 66/100e, tandis que dans le premier on ne perdait qu'un malade sur deux 64/100e (*Voir le Tableau*, n° 17).

Troyes, chef-lieu de ce département, situé sur la rive gauche de la Seine (dont le chiffre est compris dans celui de son arrondissement), compte dans son sein 26,000 habitans; il y eut, depuis l'invasion au 4 juin, 1,690 malades, et 625 décès; ce qui donne en proportion, un malade sur 15 habitans, et 1 décès sur 41; on y perdit 1 malade sur deux 70/100.

Calvados. — Formé d'une partie de la ci-devant Basse-Normandie, tirant son nom d'un banc de rocher qui s'étend à l'ouest de l'Orne l'espace de six lieues, sur lequel échoua anciennement un vaisseau espagnol nommé *Calvados*. Dans ce département, le choléra fit peu de ravages, et il n'y eut que quatre arrondissemens qui en furent infectés. (On compta depuis l'invasion (26 avril) au 2 août. (*Voir le Tableau*, n° 15.)

Arrondissemens.	Malades.	Morts.	Population.
De Caen.	129	75	135502
De Pont-l'Evêque.	201	81	57326
De Lizieux.	113	41	68716
De Vire.	25	8	90395
Totaux.	468	205	

Charente-Inférieure. — Formé des ci-devant provinces de Saintonge et d'Aunis, tirant son nom de sa position physique relativement au cours de la Charente qui y coule de l'est à l'ouest, et s'embouche dans l'Océan au-dessous de Rochefort. Son climat est généralement malsain à cause des exhalaisons pestilentielles qui sortent des marais salans situés le long des côtes, exhalaisons qui sont une cause habituelle de mortalité dans ce département; le choléra s'y montra dans les premiers jours d'août.

Cher. — Ce département, dans lequel il fit très-peu de victimes, est formé d'une partie du ci-devant Berri, et tire son nom de la rivière du Cher qui l'arrose du sud-est à l'ouest. Le climat est tempéré, et on y compta, du 13 mai au 5 juillet.

Arrondissemens.	Malades.	Morts.	Population.
De Sancerre.	17	8	66790
De Bourges.	74	42	97537
Totaux. . . .	91	50	

Côte d'Or. — Formé d'une partie de la ci-devant province de Bourgogne, tirant son nom d'une chaîne de collines qui s'étend vers le sud-ouest, et que l'on nomme *Côte-d'Or*, à cause des excellens vins que l'on y récolte; l'air y est fort sain, et le climat tempéré. Dans ce département, il y eut, du 8 mai au 5 août (*Voir le Tableau n°* 7):

Arrondissemens.	Malades.	Morts.	Population.
De Châtillon.	416	173	52226
De Dijon.	4	2	135435
De Semur.	118	52	70220
De Beaune.	1	1	117996
Totaux.	539	228	375877

Côtes-du-Nord. — Dans ce département, formé de la ci-devant Haute-Bretagne, et qui doit son nom aux côtes qui le bordent dans sa longueur septentrionale, sur le canal de la Manche, il n'y eut que l'arrondissement de Lannion qui fut atteint du choléra. Dans cet arrondissement, on compta, du 20 mai au 5 août, 287 malades et 121 décès.

Eure. — Dans ce département, formé d'une partie de la ci-devant province de Haute-Normandie, tirant son nom de la rivière de l'Eure, qui le traverse dans sa partie orientale du sud-est au nord, il y eut, du 16 avril, jour de l'invasion, au 5 août (*Voir le Tableau n°* 6):

Arrondissemens.	Malades.	Morts.	Population.
Des Andelys.	492	243	64337
De Bernay.	138	73	82828
D'Evreux.	106	61	118397
De Louviers.	513	160	68942
De Pont-Audemer.	153	90	89744
Totaux.	1402	627	424248

Eure-et-Loire. — Dans ce département, formé d'une partie de la ci-devant province de Beauce et du Perche, tirant son nom des rivières de Loire et de l'Eure qui y coulent, la première au sud, et la seconde au nord, il y eut, du 16 avril, jour de l'invasion, au 5 août (*Voir le Tableau n° 7*) :

Arrondissemens.	Malades.	Morts.	Population.
De Chartres.	493	227	103783
De Châteaudun.	101	48	59758
De Dreux.	233	93	70532
De Nogent-le-Rotrou.	27	19	44747
Totaux.	854	387	278820

Dans l'arrondissement de Nogent, il y eut très-peu de malades et de décès, mais le choléra y fut très-grave, car on perdit un malade sur un 42/100.

Finistère. — Dans ce département, formé d'une partie de la ci-devant province de Bretagne, tirant son nom de sa position, parce qu'il est le point de la France le plus étendu et le plus avancé en mer, le climat est peu sain, par les pluies et les brouillards qui y sont fréquens. On y compta, du 11 mai, jour de l'invasion de cette épidémie, au 5 août (*Voir le Tableau n. 7*).

Arrondissemens.	Malades.	Morts.	Population.
De Brest.	1054	495	156810
De Morlaix.	1061	379	131580
De Châteaulin.	2	2	94302
De Qimper.	427	221	100676
Totaux.	2544	1097	

Gironde. — Formé de la ci-devant province de Guienne, tirant son nom de la rivière de Gironde, nom donné à la partie de la Garonne qui s'étend de l'embouchure de la Dordogne à l'Océan. L'air y est sain, le climat tempéré; la pluie y est très-souvent incommode par sa continuité, principalement à Bordeaux et aux environs. Dans ce département, le choléra s'y montra dans les premiers jours d'août.

Indre. — Ancienne province du Bas-Berri, tirant son nom de la rivière d'Indre qui y coule du sud-est au nord-ouest. Une partie de ce département est couverte d'étangs qui y occupent une surface de dix mille arpens, sans compter plus de mille arpens de marais; ces étangs ayant très-peu de profondeur, couvrent et abandonnent alternativement les rives plates de leurs bassins, les dépôts qu'y laissent les eaux en se retirant, produisent, par leur fermentation, des exhalaisons pestilentielles qui rendent cette partie fort malsaine, et dans laquelle le choléra se déclara. On compta dans ce département, qui n'eut que deux arrondissemens qui en furent infectés, du 19 mai au 5 août:

Arrondissemens.	Malades.	Morts.	Population.
De Châteauroux	340	172	90545
De Issoudun.	1	1	45633
Totaux. . . .	341	173	

Indre-et-Loire. — Ancienne province de Touraine, tirant son nom des rivières de l'Indre et de la Loire qui la traversent, la première du sud-est au nord-ouest, et la seconde de l'est à l'ouest. Le climat de cette province est si doux, si agréable, que c'est avec raison qu'on l'appelle *le jardin de la France*.

Dans ce département, il n'y eut que deux arrondissemens qui en furent atteints, dans lesquels on compta, du 2 mai au 5 août:

Arrondissemens.	Malades.	Morts.	Population.
De Tours.	215	123	146570
De Chinon.	31	18	88342
Totaux.	246	141	

Dans ces arrondissemens, si le choléra atteignit peu de personnes, les cas y furent très-graves, puisqu'on eut un mort sur un malade 74/100e.

Loiret. — Formé d'une partie du ci-devant Orléanais, tirant son nom de la petite rivière du Loiret, qui y prend sa source et se jette dans la Loire au-dessous d'Orléans. Dans ce département, où le climat est sain et tempéré, le choléra s'y déclara le 16 avril; on y compta, depuis cette date au 5 août (*Voir le Tableau n.* 7):

Arrondissemens.	Malades.	Morts.	Population.
D'Orléans.	1008	513	137820
De Montargis.	244	149	66144
De Gien.	178	103	41273
De Pithiviers.	40	21	60039
Totaux. . . .	1470	786	305276

On remarquera que ce fut l'arrondissement de Montargis où le choléra montra le plus de gravité, quoique ce ne fut pas celui où il y eut le plus de malades et de décès; on eut un mort sur un malade 63/100e.

Orléans. — Chef-lieu de ce département, situé sur la rive droite de la Loire, en fut atteint le 17 avril. On comptait dans cette ville, qui a 40,161 âmes de population, depuis l'invasion jusqu'au 3 juin, 500 malades et 251 décès, ce qui donnait les proportions suivantes : 1 malade sur 77 habitans, et un décès sur 160; perte, un mort sur deux malades, 7/100.

Loir et Cher. — Formé du Blaisois et de la Sologne, dépendant du ci-devant Orléanais, tirant son nom de deux rivières, le Loir et le Cher, qui y coulent, la première, du nord à l'ouest, et la deuxième de l'est à l'ouest. Le climat est généralement doux et tempéré, excepté dans l'arrondissement de Romorantin, où les marécages entretiennent des exhalaisons nuisibles à la santé de ses habitans. Dans ce département, il y eut, du 20 avril, jour de l'invasion, au 5 août (*Voir le Tableau n° 8.*)

Arrondissemens.	Malades.	Morts.	Population.
De Blois.	340	170	114307
De Romorantin.	432	263	45107
De Vendôme.	29	14	76336
Totaux.	801	447	235750

On remarquera que ce fut l'arrondissement de Romorantin qui souffrit le plus de cette épidémie, non pas par le nombre de victimes, mais par la gravité avec laquelle il s'y montra, puisqu'on y perdit un malade sur un 64/100.

Loire-Inférieure. — Formé d'une partie de la ci-devant Haute-Bretagne, tirant son nom du cours physique de la Loire, qui le traverse de l'est à l'ouest, et s'y embouche dans l'Océan. Ce département, quoique traversé en tous sens par un nombre infini de rivières, et contenant des landes et marais, à l'exception du chef-lieu, n'eut point à souffrir de ce cruel fléau, car on ne compta que très-peu de cas dans les arrondissemens de Paimbœuf, de Savenay et d'Ancenis.

Nantes. Chef-lieu de cet arrondissement, situé sur la rive droite de la Loire, (population 77,992 habitans) en fut atteint le 15 avril, et depuis cette époque, au 5 août, on compta 673 décès, ce qui donna en proportion 1 décès sur 115 habitans.

Maine et Loire. — Ancienne province d'Anjou, tirant son nom des rivières de Loire et de Mayenne qui l'arrosent et se joignent au-dessous d'Angers. (La seconde prend le nom de Maine, à partir de sa jonction avec la Sarthe). Dans ce département, où le climat est généralement sain et tempéré, il s'y montra le 15 mai, et l'on y comptait le 5 août (*Voir le Tableau n° 9*).

Arrondissemens.	Malades.	Morts.	Population.
D'Angers.	443	333	134538
De Beaupreau.	68	43	104947
De Saumur.	71	38	89505
De Ségré.	26	10	57191
De Beaugé.	10	4	81690
Totaux.	618	428	467871

Si le choléra, dans ce département, atteignit peu de personnes, il se montra, dans les arrondissemens d'Angers et de Beaupréau, avec une gravité qu'on n'avait point encore remarquée en France ; les proportions furent d'un mort sur un malade, 33/100ᵉ.

Manche. — Formé d'une partie de la ci-devant province de Normandie, tirant son nom de cette partie de l'Océan, située entre les côtes de l'Angleterre, au nord, et celles de la Bretagne et de la Normandie, au sud. Dans ce département, où le climat est tempéré, mais humide, il n'envahit que l'arrondissement de Cherbourg, qui ne comptait, au 5 août, que 177 malades et 77 morts.

Marne. — Formé d'une grande partie de la ci-devant province de Champagne, tirant son nom de la rivière de Marne, qui le divise en deux parties presqu'égales. Ce département, dans lequel on trouve grand nombre de marais et d'étangs, souffrit beaucoup de ce cruel fléau, qui s'y montra le seize avril ; l'on comptait depuis ce jour au 5 août (*Voir le Tableau n.* 9).

Arrondissemens.	Malades.	Morts.	Population.
De Reims.	6849	2508	120680
De Vitry-le-Français.	3953	1377	50067
D'Épernay	2554	970	83278
De Ste.-Menehould.	1006	224	34952
De Châlons.	3902	791	48099
Totaux.	18264	5870	337076

On remarquera que si le nombre des malades fut grand dans ce département (on compta dans les arrondissemens de Vitry-le-Français et de Châlons, 1 malade sur 12 habitans), la gravité fut au-dessus du terme moyen, puisqu'on n'y perdit qu'un malade sur deux, 63/100ᵉ ; mais ses ravages furent horribles. Il y eut, dans l'arrondissement de Vitry un mort sur trente-six habitans (*Voir le Tableau n.* 17).

La ville de ce département où il y eut le plus de malades, mais où le choléra ne fut pas fort grave, fut la petite ville des Vertus, qui a 2,700 âmes de population. Elle en fut atteinte le 16 avril, et on y comptait, au 10 mai, 594 malades et 24 décès, ce qui donne, proportion tirée, un malade sur trente six habitans.

Haute-Marne. — Ancienne province de Champagne, prenant son nom de la position physique du terrain, la rivière de Marne y prenant sa source. Ce département en fut envahi le 24 avril et on y compta de ce jour au 5 août (*Voir le Tableau* n. 8) :

Arrondissemens.	Malades.	Morts.	Population.
De Vassy.	3927	1210	66440
De Langres.	109	66	98422
De Chaumont.	137	35	84965
Totaux.	4173	1311	249827

L'arrondissement qui souffrit le plus fut celui de Vassy, où il y eut un malade sur 16 habitans; mais sa gravité fut heureusement au-dessus du terme moyen. (*Voir le Tableau n.* 17).

Mayenne. — Formé du ci-devant Bas-Maine, tirant son nom de la rivière de Mayenne, qui l'arrose du nord au sud. Dans ce département, le choléra s'y montra dans les premiers jours d'août.

Meurthe. — Formé de la partie méridionale de la ci-devant province de Lorraine, tirant son nom de la rivière de Meurthe, qui le traverse du sud-est au nord. Dans ce département, où la grande quantité de rivières, de ruisseaux et d'étangs qui arrosent sa surface, y répandent un air humide et frais, le choléra s'y montra le 12 mai, et n'envahit que trois arrondissemens; on y comptait de ce jour au 5 août (*Voir le Tableau n.* 8) :

Arrondissemens.	Malades.	Morts.	Population.
De Nancy.	1059	306	127944
De Lunéville.	535	180	82851
De Toul.	241	63	62417
Totaux.	1835	549	

Meuse. — Formé d'une partie de la ci-devant province de Lorraine, tirant son nom de la rivière de la Meuse, qui le traverse du sud au nord. Dans ce département, il s'y montra le 21 avril, et, au 5 août, on y comptait (*Voir le Tableau n.* 10) :

Arrondissemens.	Malades.	Morts.	Population.
De Bar-le-Duc.	7777	2822	82134
De Commercy.	611	255	84610
De Montmédy.	3	2	66947
De Verdun.	1304	451	80897
Totaux.	9695	3530	314588

L'arrondissement de Bar-le-Duc fut celui où il y eut le plus de malades et de morts, proportionnellement à sa population; mais sa gravité fut au-dessus du terme moyen : il y eut un malade sur 10 habitans, et un mort sur 29. (*Voir le Tableau n.* 17).

Morbihan. — Formé d'une partie de la ci-devant Basse-Bretagne, tirant son nom d'un golfe que forment au midi les eaux de l'Océan, au-dessus de l'embouchure de la Loire, et que l'on nomme Morbihan, mot bas-breton qui signifie *petite mer.* Dans ce département, où le climat est assez tempéré, excepté le long des côtes, où l'air y est épais, le choléra n'y fit que paraître.

Moselle. — Formé du ci-devant pays Messin, du Luxembourg français et d'une partie de la Lorraine allemande, tirant son nom de la rivière de Moselle, qui le traverse du sud au nord. Dans ce département, où il se trouve des étangs considérables, le choléra se déclara le 29 avril, et on y comptait au 5 août (*voir le Tableau*, n. 10) :

Arrondissemens.	Malades.	Morts.	Population.
De Metz.	2438	957	150840
De Briey.	74	32	60297
De Thionville.	423	167	83227
De Sarreguemines.	5	3	122639
Totaux.	2940	1159	417003

Nièvre. — Ancienne province du Nivernais, tirant son nom de la rivière de Nièvre, qui l'arrose du nord au sud. Ce département, où le climat est tempéré, mais plus froid que chaud, plus humide que sec, en fut atteint le 2 mai, et le 5 août, on y comptait, depuis l'invasion (*voir le Tableau*, n. 11) :

Arrondissemens.	Malades.	Morts.	Population.
De Cosne.	491	215	66850
De Clamecy.	552	289	70381
De Nevers.	332	156	86847
De Château-Chinon.	2	2	58443
Totaux.	1377	662	282521

Nord. — Formé de la ci-devant province de Flandre française, du Hainaut français et du Cambresis, tirant son nom de sa position topographique. Ce département, qui est le plus fort en population, en fut atteint le 14 avril, et au 5 août, on y comptait, depuis l'invasion (*voir le Tableau*, n. 12) :

Arondissemens.	Malades.	Morts.	Population.
De Lille.	206	114	294541
D'Avesnes.	178	87	127353
De Cambrai.	2009	819	152444
De Douai.	1471	628	92750
De Dunkerque.	394	248	95571
D'Hazebrouck.	53	30	104007
De Valenciennes.	1837	938	123272
Totaux.	6148	2864	989938

Oise. — Formé du Beauvoisis et du Valais, petits pays qui dépendaient de la ci-devant province de l'Ile-de-France, tirant son nom de la rivière d'Oise qui traverse sa partie orientale. Il envahit ce département dans les premiers jours d'avril, et, au 5 août, on y comptait (*voir le Tableau*, n° 11) :

Arrondissemens.	Malades.	Morts.	Population.
De Beauvais	676	296	131385
De Clermont	665	261	89448
De Compiègne	2031	991	97812
De Senlis	3669	1488	79080
Totaux	7041	3036	397725

On remarquera que, dans ce département, ce furent les arrondissemens de Compiègne et de Senlis qui souffrirent le plus de ce cruel fléau. Les proportions tirées donnent, dans le premier, un malade sur 48 habitans et un mort sur 98 ; dans le second, un malade sur 21 habitans et un mort sur 53 ; quant à sa gravité, on perdit un malade sur deux 47100e, dans le premier, et un malade sur deux 46/100e dans le second. (*Voir le Tableau*, n° 17).

Orne. — Formé du Perche et de la partie méridionale de l'ancienne province de Normandie, tirant son nom de la rivière de l'Orne, qui y coule de l'E. au N.-O. Ce département, dont la température est très-variée, en fut envahi dans la seconde quinzaine d'avril, et l'on y comptait, au 30 juin, 40 malades et 28 décès.

Pas-de-Calais. — Formé de la ci-devant province d'Artois, tirant son nom de sa position près du détroit qui sépare la France de l'Angleterre, et que l'on nomme *Pas-de-Calais*. Un grand nombre de rivières et de ruisseaux le divisent en tous sens ; une partie de ce département, surnommé le *Bas-Pays*, offrant peu d'écoulement aux eaux, rend cette contrée marécageuse. Le choléra se montra le 4 avril, et l'on comptait dans ce département, le 5 août, (*voir le Tableau*, n° 13) :

Arrondissemens.	Malades.	Morts.	Population.
D'Arras.	3039	1202	163672
De Béthune.	826	514	131849
De Boulogne.	1248	492	98099
De Montreuil.	546	207	77846
De St.-Omer.	515	234	103073
De St.-Pol.	778	217	80676
Totaux.	6952	2866	655215

Haute-Saône. — Formé en entier de la ci-devant province de Franche-Comté, tirant son nom de la disposition physique du cours de la rivière de Saône qui l'arrose du N.-E. au S.-O. La température est généralement humide, mais l'air est bon. On y voyait peu de maladies épidémiques avant l'invasion du choléra. Ce département en fut atteint dans les premiers jours de juin. On y comptait, au 10 juillet :

Arrondissemens.	Malades.	Morts.	Population.
De Vesoul.	98	57	113200
De Gray.	66	25	88237
Totaux.	164	82	201437

Seine-Inférieure. — Formé d'une partie de la ci-devant Haute-Normandie, tirant son nom de la rivière de Seine qui y termine son cours et s'embouche dans le canal de la Manche, entre le Hâvre et Honfleur. Dans ce département, où l'air est fort sain, il se montra le 7 avril. Depuis ce jour au 5 août, on y compta (*voir le Tableau*, n° 14) :

Arrondissemens.	Malades.	Morts.	Population.
De Rouen.	1999	922	225996
De Dieppe.	645	337	109978
Du Hâvre.	693	315	134755
De Neufchâtel.	94	73	84525
D'Yvetot.	311	173	138429
Totaux. . . .	3742	1820	693683

Dans ce département, il n'y eut point un grand nombre de malades en proportion de sa population; mais les cas furent très-graves, principalement dans l'arrondissement de Neufchatel, où il y eut un mort sur un malade 28/100e :

Rouen (1), chef-lieu de ce département, ville maritime, l'une des plus considérables de la France, après Lyon, Marseille et Bordeaux. Dans cette ville, qui est en général mal bâtie, où la plupart des maisons sont construites en bois et où les rues sont étroites et mal percées, le choléra se montra le 7 avril. Ce fut le faubourg Saint-Séver, qui est bas et humide, qu'il attaqua particulièrement. On comptait dans cette ville, depuis l'invasion, au 5 août, 794 malades, 398 décès, ce qui présenterait, quant à sa gravité, une proportion de un mort sur un malade 99/000e.

Seine-et-Marne.—Formé d'une partie des ci-devant provinces de Champagne et de l'Ile-de-France, tirant son nom de la position physique des rivières de Seine et de Marne qui y coulent de l'est à l'ouest. Dans ce département, où l'on rencontre plusieurs étangs, le choléra se montra le 9 avril et fit d'horribles ravages. On compte, depuis l'invasion au 5 août (*voir le Tableau*, no 14) :

Arrondissemens.	Malades.	Morts.	Population.
De Melun.	804	403	57697
De Coulommiers.	2194	1218	53363
De Fontainebleau.	983	378	69953
De Meaux.	11319	2624	93417
De Prodins.	795	396	57697
Totaux.	16094	5019	323893

Quoique ce fut l'arrondissement de Meaux où il fit le plus de ravages, puisqu'on y comptait un malade sur huit habitans,

(1) Population, 88086 habitans.

1 mort sur 35, il fut un de ceux où il se montra avec peu de gravité, car on ne perdait qu'un malade sur quatre 31/100e, tandis que, dans l'arrondissement de Coulommiers, où il y avait moins d'atteintes, la proportion était de un malade sur 24 habitans, 1 mort sur 43. On perdait un malade sur un 80/100e. (*Voir le Tableau*, n° 17).

Seine-et-Oise. — Ancienne province de l'Ile-de-France, tirant son nom des rivières de Seine et d'Oise qui y coulent et viennent s'y joindre au-dessous de Pontoise. Dans ce département le choléra se montra le 4 avril et porta ses ravages dans la moitié de ses communes, principalement dans celles qui sont situées sur les bords de la Seine, où il fit le plus de victimes. On compta, depuis l'invasion au 6 août (*Voir le Tableau*, *n°* 13):

Arrondissemens.	Malades.	Morts.	Population.
De Versailles.	2556	1270	130741
De Mantes.	597	281	60785
De Corbeil.	1363	624	56753
De Pontoise.	1782	629	92577
D'Etampes.	1528	553	41208
De Rambouillet.	634	249	66116
Totaux. . . .	8460	3606	448180

Ce fut l'arrondissement d'Étampes qui eut le plus à souffrir de ce cruel fléau; quoiqu'il n'y fut point aussi grave que dans celui de Versailles, il y eut 1 malade sur 26 habitans, et 1 un mort sur 74 (*Voir le tableau, n.* 17).

Deux-Sèvres. — Formé du ci-devant Bas-Poitou, tirant son nom des deux rivières de Sèvre qui y prennent leurs sources et l'arrosent, l'une au sud, de l'est à l'ouest, l'autre à l'ouest, du sud au nord. Malgré le grand nombre de marais et d'étangs, le climat est généralement sain, doux et agréable. Dans ce département, il n'y fit que paraître; on n'y compta que 90 malades et 59 décès.

Somme. — Formé d'une partie de la ci-devant province d Picardie, tirant son nom de la rivière de Somme qui y coul de l'est à l'ouest. Dans ce département, où le climat est froi et très-humide, à cause des marais considérables qu'on trouve, le choléra se montra le 12 avril; on y comptait depuis ce jour, au 5 août (*voir le Tableau, n.* 15):

Arrondissemens.	Malades.	Morts.	Population.
D'Amiens.	2740	1116	178206
D'Abbeville.	1669	677	132717
De Péronne.	839	202	106475
De Mont-Didier.	322	99	67881
De Dourlens.	676	199	58425
Totaux.	6246	2093	54[illegible]704

Vendée. — Formé du ci-devant Bas-Poitou, tirant son non de la rivière de Vendée qui y prend sa source, le traverse d nord-est au sud-est, et se jette dans la Sèvre niortaise, à un lieue au-dessus du marais, le climat y est froid et humide l'air y est malsain, surtout dans la partie environnant l côte, où l'on y trouve des marais salans considérables qu exhalent des vapeurs méphytiques, lesquelles se joignent à celles qui s'élèvent des nombreux canaux de dessèchemen multipliés à l'infini dans cette contrée, ce qui produit de fu nestes effets sur la santé de ses habitans, réduits à ne boir que de l'eau saumâtre et insipide, faute de pouvoir y trouve une source d'eau potable. Dans ce département, le choléra se déclara le 8 juillet.

Vosges. — Formé de la partie méridionale de la ci-devan province de Lorraine, tirant son nom des montagnes qui l couvrent dans presque toute son étendue, dans lesquelles prennent naissance un grand nombre de rivières et ruisseaux. Dans une partie de ce département, le climat est froid et humide; le choléra se déclara le 2 mai; on y comptait, depuis ce jour au 5 août (*voir le tableau, n.* 15):

Arrondissemens.	Malades.	Morts.	Population.
De Mirecourt.	276	142	70097
De Neufchâteau.	199	81	63876
D'Épinal.	5	4	91578
De Saint-Dié.	2	1	107804
Totaux.	482	228	

Yonne. — Formé en grande partie de l'Auxerrois, dépendant de la ci-devant province de Bourgogne, tirant son nom de la rivière d'Yonne, qui l'arrose du sud au nord. Dans ce département, où l'on trouve beaucoup d'étangs, il se montra le 14 avril; depuis ce jour, au 5 août, il y eut (*voir le Tableau, n.* 12) :

Arrondissemens.	Malades.	Morts.	Population.
D'Auxerre.	3767	1151	111980
D'Avallon.	422	168	46966
De Joigny.	797	299	86872
De Sens.	571	297	60342
De Tonnerre.	1079	438	46327
Totaux.	6636	2353	352487

On remarquera que ce fut l'arrondissement d'Auxerre dans lequel il fit le plus de ravages. On y compta 1 malade sur 29 habitans, et un mort sur 97.

D'après cet exposé géographique, dans lequel on suivit le choléra pied à pied, on verr que, malgré les différences de lattitude, de climat, de saisons et de mœurs, que, malgré toutes les précautions sanitaires et hygiéniques, ce cruel fléau fit un pas immense; depuis 1817 (1) il envahit l'Asie, l'Afrique, l'Europe et l'Amérique, régna sur les hautes montagnes de l'Inde et de l'Ile-de-France, sur le Caucase, au milieu des sables brûlans de l'Arabie et des steppes de la Tartarie, dans le pays sec de la Perse, comme dans les marécages de la mer d'Azof.

(1) Le choléra parcourut en 15 ans, plus de 26,000 lieues d'Orient en Occident; et près de 2,500 du Nord au Sud.

TROISIÈME PARTIE.

Propagation et causes du choléra. — Influence des âges et professions. — Durée, marche et intensité de cette épidémie. — Résultats obtenus par les médecins de l'Hôtel-Dieu de Paris, dans chacun de leur service; résultats classés par périodes.

Après cette exposition historique de la marche du choléra dans les différens pays qu'il a parcourus, il me reste des questions importantes, non pas à résoudre, car cette tâche ne peut m'appartenir, mais sur lesquelles je puis jeter quelques lumières, résultat de longues recherches, de nombreuses observations et de faits que mon emploi me mit à même de recueillir.

J'aborderai d'abord celle de la contagion, soit par le contact d'individus à individus, ou par toute espèce de communication avec des lieux infectés. Cette question qui, d'après les déclarations unanimes des docteurs des principaux hôpitaux de Paris (1) paraissait devoir être jugée, ne l'est point encore, puisqu'il existe quelques doutes dans l'esprit de plusieurs patriciens distingués; et, ce qui surprendrait davantage, si l'on ne se rappelait en quel temps et pour quel but furent publiées ces déclarations, c'est que, parmi les signataires, il

(1) Ces déclarations, par lesquelles on repoussait toute opinion qui admettrait la contagion de cette épidémie, furent insérées dans tous les journaux de Paris.

'en trouve quelques uns, qui croyent fermement à la contaion; il faut donc, dans l'intérêt général, que ces doutes ou ette croyance s'évanouissent, ou que si l'on admet franchenent que cette maladie doit être contagieuse, que l'on reherche avec soin tous les moyens d'arrêter sa course vagaonde.

Je commencerai par citer quelques auteurs qui ont déjà raité cette question, M. *Littré*, dans son Traité sur le choéra, rapporte les faits suivans en faveur de la communiation par le contact, ou par le voisinage de personnes maades.

« Russ, qui compte environ 2,000 habitans, est situé, immédiatement près des embouchures multipliées du Niémen, dans le Curisch-Haff, il est coupé par beaucoup de cours d'eau, et tout son territoire est tellement exposé aux inondations, que souvent on ne peut communiquer d'une maison à l'autre qu'en bateau. Des fièvres intermittentes, et d'autres maladies propres aux contrées basses et humides, y règnent » continuellement, et comme les habitans qui vivent sur » la mer et dans de rudes travaux sont loin de s'abstenir d'excès, la mortalité y est fort grande. Malgré ces condi» tions défavorables, Russ a été long-temps épargné par le » choléra, bien qu'il se fut déjà montré dans son voisinage. » Ce fut seulement le 2 août 1831 qu'il attaqua le village. » L'écrivain Kuhlius en mourut après huit heures de maladie; » depuis plusieurs jours il souffrait de la diarrhée. Ses occupa» tions auprès du tribunal l'avaient mis en contact de toute » espèce avec beaucoup de monde, nommément avec des » gens qui venaient des lieux infectés. Si, de tous les em» ployés du tribunal, il a été le premier atteint, cette cir» constance tient sans doute à la maladie antécédente sous » l'influence de laquelle il était. Le médecin chargé d'exami» ner les circonstances de cette mort, hésita à déclarer que » Kuhlius eut succombé au choléra, et le corps fut inhumé

» comme à l'ordinaire : le jour même de l'enterrement, » l'hôtesse Schoenwaldt, qui habitait la maison contiguë, fut » saisie du choléra, et mourut le 7 août, troisième jour » depuis l'invasion. En même temps le mal se déclara chez » l'écrivain Neuss, qui avait eu de fréquens rapports avec » Kuhlius, et qui ne fut sauvé qu'avec peine; on ne prit au- » cune mesure pour isoler les maisons; mais on ne put mécon- » naître le choléra, quand on vit la femme Hermann, qui avait » lavé et enseveli le corps de la femme Schoenwaldt, tomber » malade deux jours après, et succomber le quatrième. En » outre, le mal atteignit, le 9 août, un ami de l'aubergiste » Schoenwaldt, nommé Dobrin, qui l'avait souvent visité, et » qui était encore dans cette maison le jour même de la mort » de cette femme. On ne le sauva qu'à grande peine.

» Pendant la maladie de Dobrin, Lambrecht, employé de » l'enregistrement, arrive à Russ, de Rautemberg, village éloi- » gné de plusieurs lieues et tout à fait sain, pour acheter un » cheval à Dobrin. L'affaire terminée, il part le soir même, » mais en chemin il tombe malade du choléra. Après une » courte maladie, Lambrecht retourna chez ses parens, et, le » jour même de son arrivée, deux personnes sont attaquées » du choléra dans sa maison : un enfant de six ans et un » adulte vigoureux. Le premier mourut le jour suivant, et » le second guérit en peu de temps.

» Un aubergiste, nommé Jagst, avait souvent visité Do- » brin pendant sa maladie; il fut atteint du choléra pendant » la convalescence de Dobrin, et guérit; mais, pendant la » maladie, le choléra gagna une femme qui demeurait dans » la même maison, et qui en mourut.

» Les deux personnes qui avaient enseveli le corps de Kuh- » lius, moururent du choléra les jours suivans. L'une d'elles, » la femme Huckert, avait une fille qui servait chez M. Born, » et qui visita souvent sa mère pendant sa maladie. Elle in- » troduisit la maladie dans la demeure de M. Born, qui en fut atteint, ainsi que sa fille de 8 ans et une autre femme ; celle-ci succomba seule. Dès que la maladie eut atteint cette » demeure, on la ferma soigneusement, on l'isola complète- » ment, et la série des événemens s'arrêta là.

» A cette exposition historique de la marche de la mala- » die à Russ, il faut ajouter, qu'outre les cas rapportés plus » haut, nulle autre personne n'a été atteinte à Russ dans le » même temps, et que, pour ceux qui veulent nier la faculté » communicatrice du choléra, il ne reste plus qu'à révoquer » en doute la vérité de ces faits, ou d'attribuer au hazard la » circonstance que ceux-là seuls soient tombés malades du » choléra, qui avaient été précédemment en contact avec des » cholériques.

» Le fait suivant corrobore encore ces assertions : le 3 » août, le batelier Narkus regagnait en bateau sa maison, si- » tuée sur les bords du Haff, près de Russ. Le choléra l'at- » teint sur son bateau même, de sorte qu'il rentre chez lui » très-malade. Il y meurt bientôt. Trois jours après sa femme » et trois autres personnes, qui demeuraient dans cette » maison, en sont affectées, et toutes meurent. (*Rapport* » *du chirurgien* Ebel *de Russ.*)

» A Custrin, la femme Thule, atteinte du choléra, fut » menée dans l'hôpital de la ville ; elle fut mise dans la même » salle que la veuve Schummel et Amélie Maleck. Jean Dun- » derlein, qui se trouvait dans le même hôpital, fut em- » ployé comme infirmier, et il frotta Thiele ; il rendit le » même service au batelier Hennig, qui, pour une autre af- » fection, était couché dans une chambre séparée. Ce der- » nier fut saisi du choléra et mourut. Deux jours après, la ma- » ladie attaqua le domestique Grosse, qui avait été continuel- » lement en communication avec Dunderlein, qui, à son tour, » fut frappé le lendemain, et qui mourut. La femme Schum- » mel qui, aux gémissemens de Thiele, s'était approchée de » son lit, et l'avait couverte, se plaignit d'une odeur désa-

» gréable ; elle fut atteinte également, et Amélie Maleck la » suivit à son tour.

» Le docteur Albert de Gumbinnen (Prusse), atteste le » fait suivant : Dans une maison tout-à-fait isolée, et située » sur la route de Degosen, le choléra a éclaté, circonstance » d'autant plus surprenante que son possesseur, Zeitner, » homme rangé, profitant de sa position isolée pour se ga- » rantir, avait cessé toute communication avec le voisinage. » Néanmoins Frédéric, âgé de 8 ans, fils du nommé Haelert, » qui demeurait dans la même maison, avait été envoyé se- » crètement à l'établissement de Wulp, éloigné de deux » fortes lieues, pour y porter de l'eau-de-vie qui devait servir » pendant l'enterrement de son grand-père, mort du choléra. » L'enfant passe la journée dans la maison infectée et revient » le soir. Le jour suivant, 30 août, il est gai, et aide le soir » son père à pêcher. Dans la nuit il tomba malade du cho- » léra, et mourut le lendemain. On ne peut mettre en doute » la cause du développement de la maladie ; mais le choléra, » une fois apporté dans la maison, ne se borne pas là. Le » 1er septembre, le fils du maître de la maison, âgé de » 12 ans, tombe malade, puis la sœur du premier malade, » et enfin le père Haelert, âgé de 34 ans.

» A Lemberg (Gallicie) une dame mourut dans la maison » de madame B***. La garde déroba les boucles d'oreilles de » la morte et un mouchoir de cou ; elle garda ces objets » quinze jours, et elle n'en fit usage qu'un dimanche matin. » Le jour même elle fut atteinte du choléra et mourut. »

Après ces faits, M. Littré en cite d'autres dont sont extraits les suivans, pour appuyer l'opinion que cette maladie peut être apportée par les communications commerciales ou par le passage de troupes venant de pays infectés.

Les faits suivans donneront beaucoup de probabilité à cette opinion.

« La frégate la *Topaze* arriva, en 1819, à l'Ile-de-France,

» venant de l'Inde. L'équipage fut attaqué du choléra pendant
» la traversée, et plusieurs en moururent ; mais au moment
» où le vaisseau arriva à l'île, il n'avait plus aucun malade à
» bord. Néanmoins, quelque temps après son arrivée, la ma-
» ladie éclata dans l'île et y causa de grands ravages.

» A Bolimow, en Pologne, M. Dalmas remarqua que l'ar-
» mée polonaise, bivouaquant dans deux bois assez éloignés
» l'un de l'autre ; le premier n'envoyait que des fiévreux à
» l'hôpital et le second que des cholériques. En remontant
» aux causes de cette singularité, il apprit que les Russes
» avaient laissé hors de leur route le premier bois, mais
» qu'ils avaient campé plusieurs jours dans le second, et que
» c'était sur ce campement qu'étaient établis les bivouacs po-
» lonais qui produisaient les cholériques.

» Sunderland (Angleterre) a de fréquens rapports avec
» Hambourg, où le choléra règne depuis plusieurs semaines.
» Cependant on assure que les vaisseaux hambourgeois n'a-
» vaient aucun malade à bord. Qu'on se rappelle le fait de la
» *Topaze*, et peut-être on s'expliquera la subite apparition
» du choléra à Sunderland. »

M. Gauthier, dans son rapport à la société médicale de Lyon, raconte, pour venir à l'appui de cette opinion, des faits desquels j'ai extrait les suivans :

« Ce fut le vaisseau amiral le *Léander* qui, venant de Pon-
» dichéry, l'apporta à Ceylan par la communication des gens
» de l'équipage ; à l'Ile Bourbon, ce fut des nègres de traites,
» introduits furtivement dans cette île, qui l'apportèrent à
» Saint-Denis. Cette ville fut aussitôt cernée par un cordon de
» troupes ; on y établit un lazaret et des hôpitaux. Les colons
» voisins s'interdirent toute communication avec elle, et la
» maladie commença et finit dans cette enceinte....

» A Astrakan, en 1823, le mal y fut apporté par la flo-
» tille russe de la mer Caspienne, qui avait eu des relations
» avec les ports des provinces persannes ; et la deuxième fois

» que cette ville en fut infectée, il y fut apporté par un brick » venant de Bakow, ville persanne...... A Riga, par des ba- » teaux de bleds qui descendaient la Dwina, et qui avaient à » leurs bords plusieurs malades cholériques.... En Syrie, par » des caravanes venant de la Haute-Asie, et qui, traversant » 200 lieues de pays, en infectèrent toutes les villes où ils sé- » journèrent. Ce fut par le même moyen qu'il pénétra en » Perse.... En 1828, à Orembourg, il s'y manifesta après » l'arrivée d'une caravane de trois cent cinquante chameaux » venant de la Haute-Asie, à travers les steppes de la Tarta- » rie.... En Pologne, à la suite des armées russes... On a re- » marqué que les divers corps de l'armée polonaise en avaient » été presque toujours atteints après avoir eu des engagemens » avec les corps russes infectés.

» Une autre preuve donnée en faveur du système de con- » tagion, c'est que des villes et des villages sont parvenus à » ne pas être atteints en s'isolant; ainsi l'on préserva Ispa- » han de ce fléau, en empêchant les caravanes d'entrer en » ville. Ces caravanes, ne pouvant enfreindre cette mesure, » traversèrent Yesd qui en fut infecté, et vit périr en » très-peu de temps 7,000 personnes..... Une chaîne de ga- » lériens l'ayant introduit dans les prisons de Permski, la » ville s'en est préservée en empêchant toutes communica- » tions avec les prisons. »

A l'appui de ces citations, je pourrais présenter une foule d'autres faits recueillis dans de nombreuses recherches faites dans les correspondances avec l'Angleterre et les différens départemens de la France qui en sont infectés, et parmi les cholériques admis dans l'Hôtel-Dieu; mais, dans la crainte de fatiguer l'attention de mes lecteurs, je ne citerai que les suivans :

A Londres, un homme du peuple, nommé Sunderland, perdit du choléra sa femme et son enfant; dans sa douleur, il soutint, contre les médecins, que sa femme était en mal d'enfant, et que leur ignorance seule l'avait tuée. Il ameuta le peuple contre ceux-ci, et ne voulut pas laisser enlever le corps de sa femme ; il resta près d'elle toute la nuit, l'embrassa vivement à plusieurs reprises ; le lendemain, il éprouva lui-même de fortes douleurs et fut pris violemment de crampes, de vomissemens et de selles fréquentes. Il vint frapper à l'hôpital des cholériques où il fut reçu, et y mourut quelques heures après.

Un marin, arrivant d'Alger (on ne sait pas s'il avait eu quelques communications avec des personnes atteintes du choléra), tomba malade du choléra en entrant dans Quimper. Il se présente à l'hôpital de cette ville, obtient son admission, et y meurt le 12 mai après seize heures de souffrances. Deux malades qui avaient été reçus pour d'autres affections, et qui étaient depuis quelques temps dans cet hôpital, en sont atteints deux jours après, et succombent tous deux dans la soirée. Ne bornant point là ses ravages, ce fléau atteignit encore d'autres victimes : le 19 mai, on comptait dans cet établissement 8 atteintes et 6 décès, tandis que dans la ville on n'avait point encore un seul cas ; mais, bientôt, elle en fut atteinte elle-même, et l'on remarqua que ce fut dans le voisinage de l'hôpital que se montra le premier cas de choléra.

A Angers, deux personnes venant de Nantes, qu'elles fuyaient par la crainte du choléra, en furent atteintes le jour même de leur arrivée (16 mai), et succombèrent dans la nuit. Le 17, un habitant de la maison dans laquelle étaient décédés ces deux voyageurs, en est atteint, et succombe dans les vingt-quatre heures. Cette ville, qui, avant l'arrivée de ces deux personnes, n'avait pas un seul cholérique, fut tout-à-coup infectée.

A Metz, la première victime fut un pauvre pêcheur, qui en fut atteint en revenant de son travail, et succomba dans la nuit. Son neveu, avec lequel il demeurait et qui fut celui qui lui prodigua les premiers soins, en fut atteint le lendemain, et mourut quelques heures après. Un de leurs amis qui était venu les visiter pendant qu'ils gisaient sur leurs lits de douleur, tomba malade le 3 mai et mourut trois jours après.

Un homme, âgé de 49 ans, père d'une nombreuse famille, exerçant en boutique la profession de layetier-emballeur, dans une des rues de la cité, eut la douleur, dans les premiers jours d'avril, de perdre deux de ses filles en moins de vingt-quatre heures. La maladie, entrée dans cette maison, ne se contenta point de ces victimes, et vint, le 24 avril, frapper un de ses fils âgé de 15 ans. Désespéré de ce nouveau malheur, et craignant de ne pouvoir donner à ce fils des secours assez prompts, et, suivant de sages conseils, le fit porter à l'Hôtel-Dieu, où il mourut le 9 avril. Le lendemain, un autre de ses fils, âgé de 19 ans, fut pris avec autant de vigueur, mais d'un choléra plus algide. Il le fit aussi transporter dans le même hôpital (il y mourut le 7 avril), où lui-même fut apporté le 6 avril, atteint d'un choléra algide des plus prononcés, qui l'enleva en quinze heures. Ainsi, dans le même logement et dans la même famille, cinq personnes en furent atteintes en quatre jours, et succombèrent dans l'espace de six.

Une femme de 63 ans, habitant la rue des Arcis, tombe malade du choléra dans les premiers jours de l'invasion. Cette femme, d'une santé robuste et d'un tempérament très-fort, avait eu, quoique âgée, le bonheur d'en guérir, et se trouvait en pleine convalescence lorsque son mari en fut atteint lui-même, et réclama ses soins, soins qu'elle lui prodigua avec un courage rare; soit par les peines qu'elle éprouva ou par la fatigue des veilles, ou par ce contact continuel avec un cholérique, ayant déjà des prédispositions, elle en fut atteinte de nouveau, et les voisins, se trouvant dans l'impossibilité de prodiguer des secours aux deux époux, furent obligés de les faire transporter dans un hôpital où ils moururent tous deux.

La nommée Hanlet, âgée de 27 ans, reçue à l'Hôtel-Dieu pour y être traitée d'un choléra algide, allaitait, avant sa maladie, une petite fille de cinq mois, dont elle avait été séparée lors de son admission. Cette femme, lorsque la gravité du mal eut disparu, réclama avec instance que son enfant lui fut rendu. Le médecin, craignant que le moral s'affectant par cette séparation, la malade rechutât, ordonna qu'il lui fut rapporté, et crut pouvoir lui permettre de l'allaiter de nouveau, ce qu'elle fit pendant vingt-quatre heures, sans qu'il se présentât aucun accident chez cette petite fille, qui était bien portante et bien constituée; mais le deuxième jour, l'enfant fut pris de tous les symptômes d'un choléra très-intense, et le cinquième, elle avait cessé de vivre. (Fait déjà consigné dans l'ouvrage de M. Ripault).

Un homme de 45 ans, habitant la Cité, fut atteint du choléra et vint mourir à l'Hôtel-Dieu le 17 avril, après avoir soigné sa femme, qui était morte, le 16, de la même maladie.

Une portière, demeurant rue Meslay, fut prise tout-à-coup d'un choléra très-intense. Son mari, ayant fait appeler tous les secours nécessaires, mais ne pouvant trouver de garde-malade pour veiller la nuit près d'elle, fut obligé de remplir ces fonctions. Le soir, le médecin, à sa visite, trouvant que la réaction commençait à s'opérer, espérait que la malade serait bientôt hors de danger, lorsque, le lendemain matin, les locataires de cette maison, descendans, ne trouvant aucune porte ouverte, crurent le portier encore endormi, et vinrent à sa loge, pour le réveiller : ils y trouvèrent sa femme sans vie, et lui, mort à ses côtés, asphyxié par l'épidémie.

A ces faits, pris au hasard, dans une foule d'autres de ce genre (1), je joindrai des relevés statistiques qui viendront encore à l'appui de cette opinion en faveur de la contagion.

(1) Il fut reçu à l'Hotel-Dieu, du 26 mars au 31 mai, 22 ménages, dont plusieurs avec leurs enfans.

8

Quand le choléra s'est montré dans une maison, il est rare qu'il se soit contenté de n'atteindre qu'une seule victime (1). Les relevés qu'on fit dans plusieurs villes justifièrent cette remarque. A Kœnisberg, qui n'eut cependant que 1,451 malades, du 21 juillet au 21 septembre, on trouva que :

	Mal.				Mal.
Dans une seule maison, il y eut	21	Dans 2, il y eut dans chaque			6
Dans 2, il y eut dans chaque	10	Dans 3,	—	—	5
Dans 2, il y eut dans chaque	9	Dans 10,	—	—	4
Dans 7, il y eut dans chaque	8	Dans 14,	—	—	3
Dans une, il y eut.	7	Dans 9,	—	—	2

Pour les malades reçus à l'Hôtel-Dieu, je fis un pareil relevé, et je trouvai qu'on y avait reçu, du 26 mars au 31 mai :

			Mal.				Mal.
D'une seule maison. . .			13	De 7	—	—	6
D'une seule maison. . .			10	De 9	—	—	5
De 5 maisons, de chaque.			9	De 14	—	—	4
De 3	—	—	8	De 66	—	—	3
De 2	—	—	7	De 220	—	—	2 (2)

(1) « Lorsque la maladie se déclare dans une maison, elle affecte presque toujours plusieurs personnes ; je ne connais même pas d'exemple de maison où elle se soit bornée à un seul individu : je ne doute pas qu'il y en ait, mais, du moins, je connais beaucoup de cas contraires. Quand on est appelé pour un cholérique dans une maison, le lendemain, le surlendemain il y a encore deux, trois ou quatre malades.

» Ceci fera soupçonner qu'il y a infection, qu'il y a communication de la maladie qui est transmise du cholérique aux personnes qui lui donnent des secours. » (*Broussais.*)

(2) Pour l'intelligence de ce relevé, le voici divisé par quartiers.

6ᵉ ARRONDISSEMENT. *Quartier des Lombards.*	Mal.	7ᵉ ARRONDISSEMENT. *Quartier des Arcis.*	Mal.
D'une maison, reçu	9	De deux maisons, reçu de cha.	6
De trois, reçu de chaque. . .	3	De deux.	5
De treize, reçu de chaque. .	2	De quatre.	4

A ces deux relevés, je joindrai celui que fit, pour le quartier de la Sorbonne, M. Chaudé, membre de la commission sanitaire du onzième arrondissement, et qui fut inséré dans le journal hebdomadaire de médecine (*t.* 8, *n°* 93). Il trouva sur 751 malades de ce quartier, que :

	Malad.		Malad.
Dans une maison, il y eut	19	Dans trois.	7
Deux maisons, dans chaque.	15	Dans dix.	6
Dans une maison.	14	Dans dix-sept.	5
Dans deux maisons.	13	Dans dix-neuf.	4
Dans une.	10	Dans trentre-quatre.	3
Dans deux.	9	Dans soixante-deux.	2
Dans quatre.	8		

Pour appuyer le système de contagion, par le voisinage de maisons infectées, voici le tableau des principales rues de la Cité et de quelques autres prises dans différens quartiers, avec le numéro de chaque maison et le nombre de leurs habitans, qui ont été admis à l'Hôtel-Dieu (du 26 mars au 30 mai).

De treize.	3
De trente-huit.	2

Quartier Sainte-Avoie.

	Mal.
D'une maison, reçu.	4
De six maisons, reçu de chaq.	3
De vingt-trois.	2

9e ARRONDISSEMENT.

Quartier de la Cité.

	Mal.
D'une maison, reçu.	13
D'une maison, reçu.	10
De trois maisons, de chaque.	9
De deux.	8
De deux.	7
De deux.	5
De deux.	4
De douze.	3
De trente-trois.	2

Quartier de l'Hôtel-de-Ville.

	Mal.
D'une maison, reçu.	6
D'une maison, reçu.	5
D'une maison, reçu.	4
De neuf, reçu de chaque.	3
De vingt-cinq.	2

11e ARRONDISSEMENT.

Quartier de la Sorbonne.

	Mal.
D'une maison, reçu.	5
De deux maisons, de chaque.	3
De onze.	2

12e ARRONDISSEMENT.

Quartier Saint-Jacques.

	Mal.
D'une maison, reçu.	9
D'une maison, reçu.	8
De quatre, reçu de chaque.	6
De trois.	5
De cinq.	4
De quinze.	3
De quarante-une.	2

De différens quartiers.

	Mal.
D'une maison, reçu.	4
De six, reçu de chaque.	3
De trente-six.	2

NOMS DES RUES.	N^{os}	MALAD. ADMIS.
des Marmouzets, 38 maisons.	4	1
	6	1
	10	1
	13	1
	16	1
	18	1
	22	4
	23	9
	24	7
	25	1
	26	13
	27	10
	32	1
	33	2
	34	1
	35	2
	36	1
	38	2
Cocatrix, 14 mais.	5	2
	7	1
	8	1
	9	8
	11	2
	16	1
des 3 Canettes, 11 maisons.	2	7
	3	2
	9	1
	11	1
	15	1
de la Licorne, 19 maisons.	2	1
	5	3
	6	2
	8	3
	9	1
	10	9
	12	8
	16	3
	17	2
	18	1
	22	1
aux Fèves, 25 maisons.	3	1
	4	1
	5	1
	6	1
	8	1
	9	1
	10	2
	13	1
	14	9
	16	1
	19	3
	20	1
	21	5
	42	1
Chevet-Landry, 11 mais.	3	3
	4	2
	5	3
	8	[illegible]
Perpignan, 12 maisons.	4	2
	5	2
	8	1
	11	2
	12	5
Zacharie, 18 maisons.	3	2
	5	1
	6	1
	8	1
	10	5
	13	1
	14	2
de la Tannerie, 42 maisons.	3	1
	4	2
	8	2
	10	2
	13	1
	22	1
	26	3
	31	1
	32	1
	40	6
	41	1
	42	1
de la Tacherie, 16 maisons.	4	1
	5	2
	10	3
	11	1
	12	3
de la Vannerie, 51 maisons.	2	1
	3	2
	4	2
	6	5
	7	2
	8	1
	10	2
	11	1
	12	2
	14	1
	16	2
	17	3
	20	3
	21	2
	22	3
	23	4
	25	2
	29	1
	30	2
	32	1
	35	1
	37	3
	39	1
	40	1
	43	3
	50	1
	52	2
aux veaux, … maisons.	9	1
	15	1
de la Savonnerie, 20 m.	3	2
	4	1
	5	1
	8	2
	12	1
	14	6
	15	1
	16	1
Charretière, 15 m.	3	1
	5	3
	7	1
	8	1
	9	1
	11	3
Lavandières, 15 maisons.	1	1
	2	1
	3	1
	4	1
	7	3
	8	1
	14	6
	16	1
	18	4
de la Mortellerie, 156 maisons.	3	1
	6	1
	8	2
	9	1
	10	1
	16	1
	17	4
	20	1
	23	1
	26	1
	28	3
	30	2
	34	1
	38	1
	40	1
	42	2
	46	2
	52	1
	60	1
	62	3
	64	2
	68	1
	70	1
	76	1
	77	3
	80	1
	81	1
	84	1
	85	1
	90	1
	93	1
	94	3
	95	2
	96	2
	97	1
	100	5
	102	2
	104	1
	108	3
	111	1
	114	2
	123	1
	124	1
	126	2
	128	1
	132	3
	134	6
	135	2
	136	2
	139	1
	144	1
	146	1
	148	2
	149	1
	154	1
	156	2

Il est un fait incontestable, c'est que dans tous les endroits où le choléra s'est montré avec quelque intensité, quand une maison en était atteinte, toutes celles qui l'environnaient ne tardaient pas à en être infectées. Ce fait a été remarqué dans Paris; des rues avaient été préservées de cette épidémie, pendant quelques temps; mais aussitôt qu'elle se montrait dans une maison, toutes celles qui l'entouraient en étaient envahies, et ce fléau s'étendait dans toute la rue, avec la rapidité de l'éclair. On en trouvera des preuves en compulsant le tableau ci-contre; on verra, par exemple, que de la maison numérotée 26, rue des Marmouzets, il fut reçu 13 malades; que des cinq qui la touchent, ou se trouvent en face d'elle, on en reçut 31; que de la maison n° 10, rue de la Licorne, on reçut 9 malades, et de celle à côté, numérotée 12, on en reçut 8; rue de la Mortellerie, on remarquera que celles dont on a reçu des malades, se trouvent réunies par groupes.

Une question bien importante, et qui se trouve engagée dans cette discussion de contagion ou de non contagion, n'a point encore été attaquée, et paraît devoir, malgré le besoin qu'on aurait qu'elle fût approfondie, être abandonnée pour toujours. Cette question, posée afin de provoquer nos savans à faire des recherches pour la résoudre, est celle de savoir comment et par qui fut apporté, dans Paris, ce cruel fléau, qui vint d'Angleterre (comme on le croit généralement), sans atteindre aucun des pays qui se trouvèrent sur son passage.

Il faudrait d'abord, avant d'effleurer cette question, savoir si c'est réellement d'Angleterre, qu'il vint chez nous, ou bien de quelques parties de l'Allemagne, où il régnait à cette époque. Si l'on admet le système de contagion, il serait plus probable qu'il nous vint des provinces les moins éloignées, et que ce fut quelques voyageurs qui nous l'apportèrent d'Angleterre; mais alors on objectera, qu'il aurait fallu, pour que ce puisse être admissible, que la première victime de cette épidémie, dans Paris, eût été un de ces voyageurs. A cette objection, l'on apportera un défi formel, celui de citer qu'elle a été la personne qui en fut la première victime. Beaucoup de médecins ont prétendu que le premier cas cholérique se montra le 25 mars ; en effet, ce fut ce jour-là qu'en fut atteint le cuisinier du comte Lobeau, qui succomba le lendemain d'un choléra que l'on trouva parfaitement identique avec celui de l'Inde ou de Moscou. Mais ce cas, qui levait tous les doutes sur l'existence de cette épidémie dans Paris, n'était point le premier qui s'y soit montré, puisqu'un étudiant en médecine en avait succombé, le 6 janvier 1832, après vingt-quatre heures de maladie. Le 7 février, mourut un portier de la rue des Lombards, dont M. le docteur Lebreton parla dans son rapport à l'Académie Royale de Médecine, dans lequel rapport il faisait la description de l'état du malade, état qui présentait tous les symptômes caractéristiques du choléra, qui, plus tard, devait faire de si grands ravages dans Paris ; et le 24 mars, cette maladie avait été reconnue à l'hôpital du Gros-Caillou, chez cinq individus, qui ne tardèrent pas à y succomber. Il est donc constant, par ces apparitions à diverses époques, et par la présence bien constatée, en 1831, de beaucoup de cholérines, parmi les habitans de cette ville, que le premier cas est encore inconnu. Objectera-t-on qu'il est bien étonnant que si ce fut un individu qui, revenant d'un pays infecté, l'apporta en France, il ne laissa point de traces le long de sa route, je répondrais que si l'on rencontra des caravanes ou corps d'armées qui marquèrent leur route par l'infection des villes où ils passèrent, c'est qu'ils avaient parmi eux des malades, et que par les pertes qu'ils éprouvaient, communiquaient l'épidémie dans ces villes, et que toujours, pendant les premières journées de marche, n'ayant point encore de malades parmi eux, ils ne laissaient aucunes traces de leur passage, ce qui arrivait fréquemment en Asie, comme on a dû le remarquer.

Un fait bien important, qui donnera quelques idées sur l'invasion de cette épidémie, et qui principalement permettra de penser qu'un individu peut porter pendant quelques jours le germe du mal, sans qu'il y eut manifestation d'aucuns signes intérieurs ou extérieurs, c'est l'apparition du choléra sur le vaisseau anglais le *Brutus*, parti de Liverpool pour Québec, ce vaisseau, dont l'équipage était en bonne santé, avait à son bord 349 personnes. Le neuvième jour après son départ, un des passagers, homme de 30 ans, fort et vigoureux, fut atteint de malaise et d'une diarrhée aiguë; en moins de trois heures, tous les symptômes d'un choléra algide se prononcèrent. Après lui, et dans la même journée, une femme sexagénaire en fut prise violemment et mourut en dix heures. Dès lors, ses ravages s'étendirent avec une rapidité effrayante; en une seule journée, on compta à bord de ce vaisseau, 24 décès. Le capitaine, voyant son bâtiment converti en hôpital, rentra à Liverpool le 6 juin, après avoir eu 117 atteintes et 83 morts. Ainsi, si la maladie ne s'est déclarée à bord du *Brutus*, que neuf jours après avoir quitté Liverpool, qui était infectée du choléra : admettant la contagion, on peut bien supposer qu'un homme aurait pu, en quittant Londres, être en bonne santé, quoique portant intérieurement le germe de la maladie, ne tomber malade qu'à Paris, et par conséquent n'infecter que Paris (1); ce qu'on a pu remarquer en France, lors de l'émigration de gens qui fuyaient la capitale, par la peur du choléra, mais qui en étaient atteints après

(1) « Quant aux individus qui portent déjà le mal intérieurement, » le miasme en eux n'a pas encore de vertu contagieuse, car il n'y a » nul doute, et l'expérience le prouve, que, pendant tout le période » de l'infection, le miasme dans le corps de l'homme est comme un » germe mort, qui ne gagne une force reproductive que lorsqu'il » éprouve la réaction de l'organisation, et est en lui-même vivifié, » c'est-à-dire, lorsque les premiers symptômes de la maladie se mon- » trent. » (*Littré.*)

plusieurs jours de marche, et qui n'infectaient que l'endroit où ils s'étaient vus forcés de s'arrêter.

De ce fait découle une autre objection qui vient encore jeter des doutes sur la non contagion : c'est que si sur ce bâtiment qui, sans nul doute, ne restait point stationnaire, le choléra ne se communiquant point par le contact, pourquoi, lorsqu'il avait cessé d'être sous l'influence atmosphérique, car on ne peut admettre que ces deux modes généraux de propagation, la maladie ne cessait-elle point aussitôt de faire des progrès ? La même objection peut être faite pour ces nombreuses caravanes qui propagèrent ce cruel fléau en Asie, en le traînant à leur suite dans des voyages de quatre et cinq cents lieues (1).

Pour repousser le système de contagion et justifier l'opinion contraire, on va chercher des preuves dans les hôpitaux. Eh bien ! ces preuves, loin de confondre les contagionnistes, viennent encore appuyer leur opinion. Il n'est pas un hôpital destiné au traitement des cholériques qui n'ait eu des cas de choléra parmi ses employés ou parmi les malades reçus pour d'autres affections. A l'Hôtel-Dieu, par exemple, sur un personnel de quatre-vingt-six infirmiers ou infirmières ordinaires (2) et cent cinquante extraordinaires (3), attachés spé-

(1) « Il semblerait que l'air la transmet; mais comment peut-on » croire que l'air puisse la transmettre, lorsqu'on voit le choléra, ré- » gulièrement distribuer, dans la même plaine, attaquer un village, » épargner le village voisin. » (*M. Broussais.*)

(2) Sur ce chiffre, 35 se trouvaient être attachés à des salles dans lesquelles il n'y avait que d'anciens malades qui avaient été reçus pour d'autres affections.

(3) Ce personnel d'infirmiers et d'infirmières extraordinaires, dont le chiffre fourni est le maximum, augmenta et diminua suivant les besoins, et disparut entièrement le 5 mai. Ce personnel fut aussi susceptible de nombreuses mutations par le peu de séjour que faisait un bon nombre de ces individus, qui se trouvaient peu propres à cet em-

cialement aux services des cholériques, quarante-huit en furent atteints, étant encore employés dans cet établissement (depuis l'invasion au 31 juillet). On comptait aussi, dans le même laps de temps, parmi les employés, un agent de surveillance, quatre religieuses, deux médecins et dix individus attachés à différens services, et parmi les malades qui avaient été reçus pour d'autres affections, cent quatre-vingt-huit. A l'hôpital militaire du Gros-Caillou, un grand nombre de soldats reçus pour d'autres affections en furent atteints dans les salles. Parmi ces malheureux, on remarquait plusieurs cuirassiers et carabiniers, hommes jeunes, d'une force extraordinaire. Elle sévit chez ces malades avec tant de fureur, que quarante d'entre eux succombèrent en un seul jour.

Si l'on n'admet point qu'il y ait communication dans cette épidémie, l'attribuant aux émanations atmosphériques (1), les objections qu'on présentait pour rendre inadmissible l'opinion contagioniste, seraient reproduites de nouveau, car l'on demanderait encore comment il se fait que, si l'on doit l'invasion du choléra à ces émanations et aux miasmes dont le foyer se trouvait être en Angleterre et en Allemagne,

ploi. Pour donner une idée de ces mutations, voici le chiffre d'un état de quinzaine du mois d'avril. 242 pour 167 attachés extraordinairement aux cholériques et à différens autres services. Ces fréquentes mutations mettent dans l'impossibilité de pouvoir tirer quelques proportions, tant par l'augmentation du nombre d'individus reçus que par l'ignorance du chiffre de ceux qui tombaient malades après avoir quitter leurs services, quoiqu'une grande partie eût été admise dans cet hôpital.

(1) Quelques médecins ont cru reconnaître que l'existence de cette maladie était due aux émanations atmosphériques, par l'influence de cet air sur les autres affections et par l'augmentation des décès causée par cette influence. En effet, le chiffre des décès du mois d'avril, dans les années ordinaires, n'était que de 14 à 1500, tandis que cette année il fut de 3,400, sans y comprendre ceux cholériques.

qu'il soit venu fondre sur Paris, sans atteindre aucune autre contrée? on demanderait aussi pourquoi, vivant tous sous la même influence, respirant le même air, nous n'en sommes point tous atteints indistinctement. Il faut donc, dans l'un comme dans l'autre cas, qu'il y ait prédisposition intérieure (1).

Si, de ces faits, il ne sort point de preuves assez palpables pour aider à résoudre la question en faveur de la contagion, du moins ces faits aideront à prouver qu'il y a infection, ou communication de la maladie, qui est transmise du cholérique aux personnes qui, l'entourant, ont cette prédisposition à la contracter.

Après cette question, il en est une autre qui présente aussi quelqu'importance, et sur laquelle j'appellerai l'attention des commissions chargées de faire un rapport général sur l'état sanitaire de la ville de Paris. Les causes prédisposantes du choléra, quant à la position locale, sont, le voisinage des rivières, marais ou étangs, les rues étroites et peu aérées, les lieux bas et humides, l'encombrement des populations et les foyers d'infection.

Voisinage des Rivières, Marais ou Etangs.

On a dû remarquer que, partout où le choléra s'est montré, l'eau servit beaucoup à sa propagation par ses émanations froides et humides. Le Gange, le Nil, le Tigre, l'Euphrate, le Wolga, le Don, le Danube, le Dniester, la Vistule, la Theiss, la Dwina et la Seine, ont contribué à étendre ses funestes ravages, et ont souvent guidé sa marche incertaine dans l'intérieur des terres par les communications commerciales. Ce fut presque toujours sur les bords des fleuves,

(1) « Ce qu'il y a de très-positif c'est qu'il existe une prédisposition au « choléra, et c'est surtout là-dessus qu'il faut maintenant faire des « recherches. » (*Broussais.*)

ou dans leurs environs, que l'on compta le plus de victimes de cette épidémie, et où elle se montra avec le plus d'intensité. A Paris, par exemple, dans tous les arrondissemens qui avoisinent la Seine, la mortalité fut plus forte (*voir le Tableau*, n° 17). Dans le département de Seine et Oise, les cinquante communes dans lesquelles elle a aussi montré le plus d'intensité, sont celles situées sur les bords de cette rivière. Il est donc constant, comme on a dû le voir dans l'histoire de cette maladie, que ce fut les contrées où il y a beaucoup de marais, qui sont traversées par un grand nombre de fleuves ou qui ont de fréquentes inondations, dans lesquelles il fit le plus de ravages, et où il embrassa une plus grande étendue.

Rues étroites et peu aérées. Lieux bas et humides.

C'est principalement sur ces causes que j'appellerai l'attention des commissions sanitaires. Je commencerai par jeter d'abord un coup d'œil sur le quartier le plus mal traité, qui est, sans contredit, celui de la Cité. Ce quartier, où on compta un mort sur seize habitans, du 26 mars au 31 juillet (1), se trouve dans un fond. Ses rues sont étroites, fort sales, peu aérées, et renfermant un air fétide et mal sain. Ses maisons sont habitées par un grand nombre d'ouvriers que l'on entasse dans des chambres basses où règne une odeur repoussante, et par un grand nombre de filles qui habitent ces hôtels garnis où l'on loge à la nuit, réceptacles impurs de vices et de misère, sur lesquels l'autorité n'a point assez de surveillance. Parmi les rues de ce quartier, je citerai plus particulièrement les rues des Marmouzets, de la Licorne, aux Fèves, Cocatrix, de la Calandre, Saint-Eloy, Saint-Landry, Perpignan et des Trois-Canettes, comme étant celles

(1) Il fut reçu de ce quartier à l'Hôtel-Dieu, dans l'espace de deux mois, 370 malades, sur lesquels 212 succombèrent.

où le choléra fit le plus de ravages, et desquelles on a reçu à l'Hôtel-Dieu 211 malades dans l'espace de deux mois. Ces rues, qui ont le plus grand besoin d'assainissement, sont toujours dans l'état où elles étaient avant l'invasion de ce cruel fléau : rien n'a été entrepris pour les rendre moins insalubres et plus aérées (1).

Il est encore d'autres rues, dans différens quartiers, qui se trouvent rangées dans la même cathégorie que ces dernières, et qui réclament les mêmes mesures ; parmi ces rues, on remarquera celles de la Savonnerie (où, dans un espace très-court, 60 personnes sont mortes du choléra), de la Tannerie, de la Vannerie, de la Vieille-Place-aux-Veaux, Saint-Germain-Lauxerrois, Zacharie (dans laquelle il y a eu, du 28 mars au 5 mai, un malade sur 7 habitans, et un décès sur 17), Percée, Poupée, Hirondelle (où l'on compta que la mortalité fut, pendant les six premiers mois de cette année, de 1 sur 9 habitans), Traversine, Lavandières, etc., etc.

Dans ces petites rues, les rez-de-chaussées sont humides et malsains, l'air et le jour n'y entrent qu'avec peine, et pourtant presque tous sont habités par des familles entières qui couchent sur de mauvais grabats, souvent au milieu d'animaux de toute espèce ; aussi, lorsque le choléra s'y montrait, il y faisait d'affreux ravages (2).

(1) Toutes les maisons de ces rues sont très-vieilles, et la majeure partie tombent en ruines. Ne serait-ce point là une occasion d'exiger des propriétaires la réparation de ces masures, et en même temps de les faire reculer suivant l'alignement, et d'y établir, en attendant ces améliorations, des bornes-fontaines pour laver ces rues, des urinoirs et des latrines publiques.

(2) Je rapporte un relevé, que fit M. Boulay de la Meurthe, de la mortalité par étage, lequel montrera les dangers d'habiter les rez-de-chaussées humides et malsains :

	Population.	Décès.	1 sur
Rez-de-chaussée. —	3,098	53	58

Dans toutes les villes où le choléra se montra, l'encombrement des populations fut toujours favorable à sa propagation, tant par le grand nombre des individus qui se trouvent être en contact, que par l'air impur qu'ils répandent, et sous l'influence duquel ces malheureux vivent. Ces encombremens, suites inévitables de la misère des peuples, existent aussi dans différens quartiers de Paris, et n'y sont dus en partie qu'à l'avidité de quelques propriétaires, et au peu de restrictions qu'apporte l'autorité dans la distribution intérieure des hôtels garnis. Il est des maisons, dans ces quartiers pauvres, qui sont occupées par deux ou trois logeurs; ces logeurs ont jusqu'à vingt-cinq et trente lits chacun, et, dans ces lits, couchent souvent deux individus. Rue de la Mortellerie, par exemple, au moment où le choléra se montrait avec le plus d'intensité, dans une de ces maisons logeaient cent-dix ou cent-vingt ouvriers; les brancardiers de l'ambulance de ce quartier m'assurèrent un jour, en faisant recevoir un de ces locataires que, de cette journée, c'était le sixième qu'ils portaient dans les hôpitaux; plus tard, voulant vérifier ce fait, j'appris que,

Premier étage.	—	4,704	72	65 1/3
Deuxième.	—	4,116	59	69 3/4
Troisième.	—	3,969	55	72
Quatrième.	—	3,087	35	87
Cinquième et 6e	—	1,888	29	65

» Plus l'étage s'élève jusqu'au quatrième, plus l'air devient pur et plus » la mortalité diminue, circonstance d'autant plus remarquable que » l'aisance des habitans, depuis le premier jusqu'au quatrième, est or- » dinairement en raison inverse de l'élévation des étages.

» D'un autre côté, les logemens des cinquième et sixième étage, » étant placés sous des combles et dans des greniers, exposés à un plus » grand froid ou à une plus grande chaleur, et habités par la classe la » plus malheureuse, qui, presque toujours, les encombre, l'air s'y vi- » cie, et l'on conçoit que la mortalité doit y devenir plus grande. »

(*Boulay de la Meurthe.*)

vingt ou vingt-deux de ces malheureux ouvriers avaient été atteints du choléra (1).

Après ces causes, viennent celles individuelles, qui sont la misère, la débauche, les excès en tout genre, la malpropreté, etc., sur lesquels il n'existe aucun doute qu'elles ne soit prédisposantes du choléra. Je rapporterai seulement quelques relevés statistiques, pour donner une idée de l'influence que peuvent avoir les jours de la semaine sur la marche de cette maladie, à cause des dimanches et lundis, jours dans lesquels la classe pauvre se livre à la débauche (2).

A PARIS.

	Morts.		Morts.
18 Lundis.	2687	18 Vendredis.	2491
18 Mardis.	2527	18 Samedis.	2447
18 Mercredis.	2447	18 Dimanches.	2104
18 Jeudis.	2130		

On remarquera que les lundis et mardis sont les journées qui donnent en effet le plus de décès, que le nombre va en diminuant jusqu'au jeudi, et qu'il augmente les deux jours sui-

(1) « En somme, la mortalité est, comme on voit, considérable » dans ces 79 maisons. Voici maintenant les circonstances qui constituent leur insalubrité. 41 sont encombrées de population, 19 ayant » plus de 40 habitans, 11 plus de 60, 5 plus de 80, et 6 plus » de 100. » (*Boulay de la Meurthe.*)

(2) « Nous avons remarqué précédemment que, dans les jours qui » suivaient les orgies auxquelles les ouvriers s'abandonnent malheu- « reusement le dimanche et le lundi, on remarquait au bureau des » secours, une augmentation dans le nombre des malades, d'où il » était naturel de conclure que les excès prédisposaient au choléra. » C'est ce que confirme la statistique des décès.

» Sur 308 décédés dont les habitudes hygieniques ont pu être vérifiées, ils étaient intempérans et commettaient fréquemment des ex- » cès de débauche, de table et surtout de boisson.

» Plus d'un tiers des décès de cholériques ont donc pu être provo- » qués par ces excès. » (*Boulay de la Meurthe.*)

vans, augmentation qui pourrait être attribuée aux excès du travail, après la débauche des dimanches et lundis.

Pareilles remarques peuvent être faites dans le relevé suivant, pris dans les départemens de l'Aisne et de la Marne :

AISNE.	Malades.	Morts.	MARNE.	Malades.	Morts
8 Lundis..	1196	584	6 Lundis..	2068	662
8 Mardis..	1124	498	6 Mardis..	1692	637
8 Mercredis.. . . .	914	401	6 Mercredis. . . .	1130	474
8 Jeudis.	875	400	6 Jeudis.	1975	644
8 Vendredis. . . .	988	526	6 Vendredis. . . .	1[illegible]05	544
8 Samedis.	1113	566	6 Samedis.	1778	592
8 Dimanches. . . .	729	406	6 Dimanches.. . .	1477	393

Dans ce dernier relevé, les différences ne sont point marquées de la même manière que dans les deux précédens, mais le lundi l'emporte encore (1).

Quelques auteurs ont prétendu qu'il y avait des professions qui, par les habitudes qu'on y contractaient, pouvaient placer ceux qui les exerçaient sous l'influence de cette maladie, et d'autres qui devaient les en préserver par les matières qu'on y employait. Parmi ces dernières, on citait particulièrement celles de tanneur et de corroyeur. Cette assertion paraîtrait avoir quelques probabilités d'après l'état suivant, ce qui se

(1) Pareils relevés furent faits à Kœnigsberg et à Berlin, et l'on y rencontra la même influence, ce dont l'on pourra se convaincre.

BERLIN.	Malades.	Morts.	KOENIGSBERG.	Morts.
8 Lundis.	286	169	13 Lundis..	282
8 Mardis.	289	178	13 Mardis.	348
8 Mercredis.. . . .	285	175	13 Mercredis..	286
8 Jeudis..	268	206	13 Jeudis.	295
8 Vendredis.. . . .	242	164	13 Vendredis.	249
8 Samedis..	288	145	13 Samedis.	234
8 Dimanches. . . .	218	161	13 Dimanches.	276

concevra quand on remarquera qu'il est des professions dans lesquelles les ouvriers sont généralement malpropres, ivrognes ou débauchés, qu'il en est d'autres où ceux qui les exercent se trouvent continuellement exposés à l'humidité, à l'intempérie des saisons, etc.; ce serait donc par rapport aux causes individuelles ou locales, que telle ou telle profession pourrait placer celui qui l'exercerait sous l'influence de l'épidémie.

PROFESSIONS QUI ONT FOURNI LE PLUS DE MALADES.

HOMMES.

Sur 1,200 reçus à l'Hôtel-Dieu.

Sans état (1).........	13	—	10	1 mort	sur	1	malade.	30/100
Imprimeurs.........	22	—	18	1	s.	1	mal.	22/100
Portiers.............	16	—	14	1	s.	1	mal.	14/100
Chapelliers..........	22	—	14	1	s.	1	mal.	57/200
Serruriers...........	32	—	20	1	s.	1	mal.	60/100
Commissionnaires....	32	—	20	1	s.	1	mal.	60/100
Marchands ambulans.	43	—	26	1	s.	1	mal.	65/100
Cordonniers.........	97	—	56	1	s.	1	mal.	73/100
Journaliers..........	122	—	69	1	s.	1	mal.	76/100
Maçons..............	101	—	57	1	s.	1	mal.	77/100
Tailleurs............	39	—	18	1	s.	2	mal.	16/100
Corroyeurs..........	7	—	1	1	s.	7	mal.	
Tanneurs...........	»	—	»	»	s.	»		

FEMMES.

Sur 1,100 reçues à l'Hôtel-Dieu.

Sans état (1).........	22	—	19	1 morte	sur	1	malade.	15/100
Portières.............	21	—	17	1	s.	1	mal.	23/100
Femmes de ménage (1)	23	—	16	1	s.	1	mal.	43/000
Blanchisseuses........	81	—	50	1	s.	1	mal.	68/000
Marchandes ambulan.	158	—	94	1	s.	1	mal.	68/000
Journalières..........	171	—	90	1	s.	1	mal.	90/000
Couturières..........	134	—	62	1	s.	2	mal.	16/000
Domestiques.........	99	—	32	1	s.	3	mal.	9/100

(1) L'intensité ne doit être attribuée qu'au grand âge des individus qui se trouvent compris sous ces trois dénominations.

S'il pouvait exister encore quelques doutes sur les causes prédisposantes locales ou individuelles du choléra, ce tableau, d'après les proportions tirées, servirait à les faire disparaître. Ainsi, pour les causes locales, on remarquera que les portiers ou portières, habitant presque toujours des endroits bas, humides et peu aérés, le choléra se montra parmi eux avec une intensité effrayante; on trouva chez les hommes un mort sur un malade 14/100, et chez les femmes, une morte sur une malade 23/100. Les blanchisseuses qui, par la nature de leurs occupations, se trouvent continuellement exposées à l'humidité, les marchandes ambulantes aux intempéries des saisons, ont donné une morte sur une malade 68/100, tandis que les domestiques (femmes) qui se trouvent dans une position plus favorables, n'ont donné qu'une morte sur trois malades 9/100. (Les couturières n'ont point été apportées en comparaison, malgré qu'elles se trouvent dans la même position que ces dernières, attendu que dans le nombre se trouvent comprises beaucoup de filles qui se sont donné cet état). Parmi les hommes, la même remarque se fait entre les commissionnaires, les marchands ambulans et les tailleurs d'habits : les premiers donnent un mort sur un malade 60/100; chez les seconds, un mort sur un malade 65/100, tandis que les derniers n'ont donné qu'un mort sur deux malades 16/100. Si la différence n'est pas plus grande, elle doit être attribuée à ce que beaucoup d'ouvriers tailleurs se livrent à la débauche. Le grand nombre de maçons reçus ferait reconnaître l'encombrement des populations comme cause prédisposante du choléra; ces classes d'ouvriers, habitant ces hôtels garnis où ils sont entassés par vingtaine dans des chambres peu aérées : pour les causes individuelles, la misère serait indiquée par le grand nombre de journaliers ou journalières reçus; la débauche, par l'intensité de la maladie chez les imprimeurs, chapelliers et serruriers, et la malpropreté, par le grand nombre de cordonniers reçus.

L'âge a aussi une grande influence sur cette maladie, influence que l'on trouvera plus sensible que celle que l'on a pu tirer des professions.

TABLEAU NUMÉRIQUE DE 2300 CHOLÉRIQUES,

CLASSÉS SUIVANT LEUR AGE.

HOMMES.

	Mal.	Morts.				Proportions.		
Au-dessous de 15 ans.	23	7	1	mort	sur	3	malades	28/100
16 à 20. —	103	26	1	—	—	3	—	96/100
21 à 25. —	124	45	1	—	—	2	—	75/100
26 à 30. —	140	55	1	—	—	2	—	54/100
31 à 35. —	124	63	1	—	—	1	—	96/100
36 à 40. —	119	69	1	—	—	1	—	72/100
41 à 45. —	95	60	1	—	—	1	—	58/100
46 à 50. —	104	63	1	—	—	1	—	65/100
51 à 55. —	95	67	1	—	—	1	—	41/100
56 à 60. —	87	68	1	—	—	1	—	28/100
61 à 65. —	76	57	1	—	—	1	—	33/100
66 à 70. —	71	71	»	—	—	»	—	»
71 à 75. —	33	30	1	—	—	1	—	10/100
76 à 80. —	12	10	1	—	—	1	—	20/100
81 et au-dessus. —	7	7	»	—	—	»	—	»

FEMMES.

	Mal.	Morts.				Proportions.		
Au-dessous de 15 ans.	10	5	1	mort	sur	2	malades	
16 à 20. —	63	12	1	—	—	5	—	25/100
21 à 25. —	90	21	1	—	—	4	—	28/100
26 à 30. —	142	51	1	—	—	2	—	78/100
31 à 35. —	110	46	1	—	—	2	—	39/100
36 à 40. —	103	45	1	—	—	2	—	28/100
41 à 45. —	82	38	1	—	—	2	—	15/100
46 à 50. —	93	59	1	—	—	1	—	57/100
51 à 55. —	81	47	1	—	—	1	—	72/100
56 à 60. —	83	56	1	—	—	1	—	48/100
61 à 65. —	93	66	1	—	—	1	—	40/100
66 à 70. —	80	62	1	—	—	1	—	29/100
71 à 75. —	50	40	1	—	—	1	—	25/100
76 à 80. —	13	11	1	—	—	1	—	18/100
81 et au-dessus. —	8	8	»	—	—	»	—	»

On remarquera, chez les hommes comme chez les femmes, que la période dans laquelle il y eut le plus de malades, fut celle de 26 à 30 ans, que celle où la mortalité fut moins forte, fut celle de 16 à 20, et que de cette période elle fut toujours en augmentant jusqu'à celle de 66 à 70 pour les hommes, et 71 à 75 pour les femmes, et que, dans les périodes au-delà, il y a peu de rémission. On observera que l'âge critique a aussi quelque influence, et qu'à cette période il existe quelques variations.

Un pareil relevé me fut communiqué; il avait été pris sur mille cholériques de la ville de Berlin, je le rapporte ici pour faire remarquer que l'influence des périodes fut à peu près la même qu'à Paris.

			Morts.	Malad.							Proportions.
Au-dessous de 15 ans			175	107	1	mort	sur	1	malade.		63/100
16	à	20 —	33	19	1	—	—	1	—		73/100
21	à	25 —	44	25	1	—	—	1	—		76/100
26	à	30 —	67	42	1	—	—	1	—		59/100
31	à	35 —	82	52	1	—	—	1	—		57/100
36	à	40 —	97	72	1	—	—	1	—		34/100
41	à	45 —	69	53	1	—	—	1	—		30/100
46	à	50 —	87	58	1	—	—	1	—		50/100
51	à	55 —	57	38	1	—	—	1	—		50/100
56	à	60 —	48	34	1	—	—	1	—		41/100
61	à	65 —	50	43	1	—	—	1	—		16/100
66	à	70 —	34	27	1	—	—	1	—		25/100
71	à	75 —	17	15	1	—	—	1	—		13/100
76	à	80 —	13	10	1	—	—	1	—		30/100
81	à	85 —	6	4	1	—	—	1	—		50/100
86	à	90 —	2	1	1	—	—	2	—		»
Ages inconnus. —			119	90	»			»			»

Quelques médecins de Paris ont prétendu que le choléra avait plus d'intensité chez les femmes que chez les hommes, et que, généralement, il se trouvait aussi parmi elles plus de malades que parmi ces derniers. Ne pouvant juger les causes qui feraient que cette différence existât ; mais, voulant éclaircir ce fait, je me mis en devoir de compulser un grand nombre de bulletins, et, après de longues et inutiles recherches, par les lacunes et les inexactitudes que présentaient, dans ces bulletins, les classemens par sexe, et par l'impossibilité de connaître les chiffres de population, ainsi classés, je renonçai à ce projet, me contentant des données que pouvaient me fournir les relevés provenant des hôpitaux, et qui suffiront, je crois, pour fixer l'opinion sur cette question.

Les résultats tirés de ces relevés, et le chiffre général des décès de la ville de Paris, divisé par sexe, indiqueraient que la maladie attaqua, dans cette ville, à peu près autant d'hommes que de femmes, sans tenir compte des variations, car il est telle quartier dans lequel ce fut parmi les premiers qu'il y eut plus de malades, tandis que d'autres présentèrent le contraire. Ces résultats indiqueraient aussi que, parmi les hommes, le choléra se montra avec plus d'intensité. Pour prouver la véracité de cette dernière indication, je joins ici ces résultats.

Proportions tirées du chiffre général des hôpitaux et de celui de quelques établissemens.

CHIFFRE GÉNÉRAL DES HÔPITAUX.	Hommes, un mort sur un malade	99/000
	Femmes, une morte sur deux malades	12/100
HOTEL-DIEU.	Hommes, un mort sur un malade	80/100
	Femmes, une morte sur deux malades	6/100
PITIÉ.	Hommes, un mort sur deux malades	18/100
	Femmes, une morte sur deux malades	25/100
CHARITÉ.	Hommes, un mort sur un malade	73/100
	Femmes, une morte sur une malade	88/100
SAINT-LOUIS.	Hommes, un mort sur deux malades	11/100
	Femmes, une morte sur deux malad. (1)	4/100

Position sociale. — La position sociale de l'individu doit avoir quelque influence sur les causes prédisposantes de cette

(1) On a dû remarquer dans les tableaux des âges et professions la même différence sur la mortalité.

épidémie. Par exemple, l'homme riche, habitant de spacieux appartemens dans lesquels il trouve toutes les commodités de la vie, n'éprouvant aucunes privations étant en bonne santé, s'il ne se livre à aucun excès, n'a point tant à redouter l'atteinte de cette maladie que le pauvre qui souvent habite des logemens bas ou humides, et peu aérés, dans lesquels le soleil ne pénètre en aucun temps de l'année, supportant des privations de toute espèce, obligé de se livrer à un travail excessif pour gagner peu, ayant une mauvaise nourriture et souvent insuffisante, se livrant à des excès ou écarts de régime, excès qui sont plus pernicieux chez lui qui se prive habituellement. Si le riche est atteint de la maladie, sa position lui est encore favorable pour en atténuer les progrès par les prompts secours que son or lui procure; tandis que le pauvre n'en obtient qu'avec difficulté, et surtout si, ce qui arrive fréquemment, la maladie se déclare dans la nuit, ces difficultés sont encore plus grandes, il faut que le malheureux attende jusqu'au jour pour obtenir, après sept ou huit heures de pas et de démarches, les moyens de se faire transporter dans un hôpital; et, lorsqu'il y arrive, il est souvent trop tard... Il est mourant... L'attente et le transport ont activé les progrès de cette horrible maladie; il n'y vient que pour y mourir. Aussi, partout où le choléra se montra, se fut-il plus particulièrement sur la classe pauvre qu'il fit le plus de ravages (1); exemple frappant que nous avons eu

(1) Il ne faudrait point conclure de là que cette maladie n'attaque que la classe pauvre, ce qui serait une erreur grossière. La liste suivante d'individus des plus hautes classes, qui ont succombé du choléra, extraite de l'ouvrage de M. Moreau de Joniès, donnera la preuve que la fortune n'est point un privilége exclusif qui vous garantisse du choléra et de la mort.

« 1° *En Asie.* — Dans l'Indoustan, le nabah du Carnate, dernier prince de la dynastie d'Arcot; John Duncan, membre du conseil supérieur de santé de Madras; William Ward, missionnaire et célèbre

sous les yeux, lors de son invasion à Paris, puisqu'en moins de dix jours, trois mille de ces malheureux avaient été reçus

orientaliste; sir Christophe Puller, chef de justice à Calcutta; Roger Winter, avocat célèbre de Calcutta; W. Franklyn, juge de la cour suprême de Madras; Edouard Wood, premier secrétaire du gouvernement de Madras; le docteur White, membre du conseil supérieur de santé; le général sir Thomas Munro, gouverneur de Madras; le major Gray, de l'armée de Bombay, celui qui avait pris et détruit la ville des pirates du golfe persique; le capitaine du vaisseau de la Compagnie, le *Windsor Castle;* le major Yates, de l'armée anglaise dans le pays Birman; la mère du prince royal de Perse, l'un de ses fils et l'une de ses femmes, dans son harem de Shiras, dont il était gouverneur; plusieurs généraux de l'armée persane, devant Erzeroum; le prince royal de la Perse, commandant l'armée qui attaquait Bagdad; le consul anglais, dans cette ville; Rich, célèbre antiquaire.

» 2° *En Russie.* — Le gouverneur de la ville d'Astrakan; le feld-maréchal Diébitsch, commandant l'armée russe en Pologne; le grand duc Constantin, frère de l'empereur de Russie; les généraux Opperman, Langeron, Kostenelty; les amiraux du génie Scheffer et Anhasie; les conseillers privés Bangarten et Moltechanoff; les médecins Elliusk, Kaiser, Quingler, Sopolowich; les professeurs Chtchegroff Rigy; l'architecte Glinka; les négocians Porovarof, Jacovlef, etc.; le prince Galitzin, la princesse Kourakin, le comte Potocki; les principaux boyards de Jassy, le consul de France de cette ville; le hetman, commandant la milice moldave.

3° » *En Pologne.* — Varsovie. Le comte Broninki, ministre de l'instruction publique et intendant général de l'armée.

4° » *En Autriche.* — Le baron de Stuttherheim, commandant général de la Gallicie, sa femme et ses parens; le cardinal, archevêque de Grau, en Hongrie; la princesse Esterhazy, le prince Odescalchi, le général Hipsitch, chef de la division militaire du conseil d'état; la comtesse Mitrowki, épouse du premier chancelier aulique; la comtesse Giulay; le conseiller Mosel; le célèbre médecin Goetz.

» Le prince Lichtenstein, le comte Czenin, le prince Anersberg furent attaqués, mais échappèrent à la mort.

» Parmi les médecins qui moururent, on distingue les docteurs Roriche, Gasner, Zidserwich, Hasenort.

5° » *En Prusse.* — Le premier bourgmestre de Posen; le feld-madans les hôpitaux, et un grand nombre y était décédé; et, à la fin d'avril, sur 12,632 décès cholériques, 5,219 avaient eu lieu dans les hôpitaux de Paris (1).

Pour terminer cette article, il me restait encore à examiner quelle avait été la position la plus favorable, entre l'état militaire et l'état civil, par rapport à l'influence et aux causes prédisposantes de cette épidémie. Pour faire cet examen, je fis des recherches qui devinrent malheureusement infructueuses, par l'impossibilité d'obtenir des renseignemens des hôpitaux et établissemens militaires; ces recherches, amenées à bonne fin, n'auraient point été sans intérêt, et auraient fait ressortir ce besoin pressant d'améliorer la position sociale de

réchal Gneiseneau, commandant la Prusse orientale; le comte de Reden, ministre secrétaire d'état; l'ambassadeur de Russie, en Prusse, Alopœus; le censeur littéraire Gram; le professeur Valentin; le conseiller de justice Wollanck; le docteur Romberg, mais il ne mourut pas.

6° » *En Arabie.* — A la Mecque. Le nakel du pontife du temple et le gouverneur de l'Hedjaz.

7° *En Egypte.* — L'aga commandant la ville de Suez; la femme de Hassan, pacha; quatre-vingts géorgiennes du harem du vice-roi, au Caire; le consul de Sardaigne et sa femme; le chancelier de Russie, et la femme de celui d'Autriche; à Alexandrie, M. le consul général d'Espagne; le chancelier de Toscane et le drogmann du consul général d'Angleterre. »

(1) « Nous avons établi déjà que la population totale du quartier (Luxembourg) montant à 20,862, se partageait en deux classes, celle qui était au-dessus du besoin, s'élevant à 13,330, et celle qui, prenant part aux distributions ordinaires ou extraordinaires du bureau de charité, étant dans l'indigence ou dans un état voisin de l'indigence, laquelle comprenait 7,532 personnes.

» La première a eu 152 décès, et par conséquent 1 sur 87 2/3. La deuxième 254, et par suite 1 sur 29 2/3. Il en résulte qu'il y a eu pour la classe qui est dans le besoin, trois fois plus de chance de maladie et de mort. » (*Boulay de la Meurthe.*)

la classe pauvre, qui depuis long-temps est souffrante.

Séjour et marche de la maladie.—Quelques auteurs ont prétendu que cette maladie se trouvait borné, pour son séjour dans un même endroit, à un laps de temps très-raccourci, et que rarement elle dépassait. M. Janichon, entre autres, dit avoir remarqué qu'elle ne fut jamais au-delà de six semaines ou deux mois, ce qu'il serait, je crois, difficile d'admettre, car, s'il est vrai qu'à Anagapore le choléra ne resta que quinze jours. Il ne disparut entièrement à Moscou que le cent soixantième jour.

Sa marche présente autant d'incertitude et de variation que son séjour. Dans une ville, souvent il se montrait avec fureur dès les premiers jours, tandis que dans d'autres il ne se montrait que par sauts et par bonds, ou bien faisait de grands ravages pendant huit ou dix jours, disparaissait et reparaissait quelque temps après. Pour donner une idée de ses variations, voici quelques détails de chiffres donnés par semaine, et pris dans différentes villes ou départemens.

VIENNE.		Mal.	Morts.	BERLIN.		Mal.	Morts.
Première semaine.		766	309	Première semaine..		62	37
Deuxième	—	440	156	Deuxième	—	166	109
Troisième	—	395	205	Troisième	—	336	163
Quatrième	—	510	275	Quatrième	—	217	153
Cinquième	—	431	242	Cinquième	—	248	196
Sixième	—	399	228	Sixième	—	252	157
Septième	—	328	187	Septième	—	272	154
Huitième	—	282	129	Huitième	—	240	147
Neuvième	—	201	84	Neuvième	—	134	106
Dixième	—	131	71	Dixième	—	142	84
Onzième	—	96	43	Onzième	—	68	48
Douzième	—	43	23	Douzième	—	61	26
Treizième	—	21	11	Treizième	—	51	21

HAMBOURG.

	Mal.	Morts.		Mal.	Morts.
Première semaine. .	56	31	Sixième semaine. . . .	50	30
Deuxième —	249	102	Septième —	46	22
Troisième —	218	142	Huitième —	26	8
Quatrième —	156	81	Neuvième —	10	2
Cinquième —	83	45			

Ainsi, à Vienne, il s'est montré dès la première semaine dans toute sa force, et diminua jusqu'à la troisième, reprit à la quatrième, et baissa progressivement de la cinquième à la treizième; tandis qu'à Berlin, il augmenta jusqu'à la troisième, varia pendant les cinq suivantes, et ne baissa qu'à la neuvième.

PARIS.

	Morts.		Morts.
Première semaine.	172	Dixième semaine...	112
Deuxième —	2504	Onzième —	119
Troisième —	5193	Douzième —	126
Quatrième —	3154	Treizième —	240
Cinquième —	1464	Quatorzième —	324
Sixième —	497	Quinzième —	292
Septième —	207	Seizième —	581
Huitième —	138	Dix-septième —	1116
Neuvième —	93	Dix-huitième —	436

A Paris, comme à Berlin, le choléra augmenta jusqu'à la troisième semaine, pendant laquelle il fit le plus de ravages, diminua brusquement jusqu'à la neuvième; à la dixième, se montra la recrudescence de juin, qui augmenta progressivement jusqu'à la quatorzième, et recommençait à diminuer lorsque apparut la recrudescence de juillet.

Le choléra, dans le département de l'Aisne, suivit une toute autre marche, et n'arriva que lentement et après de fréquentes variations, à sa plus haute période, qu'il n'atteignit qu'à la onzième semaine.

AISNE.

	Mal.	Morts.		Mal.	Morts.
Première semaine. .	100	56	Septième semaine.....	911	365
Deuxième —	128	155	Huitième —	776	308
Troisième —	430	185	Neuvième —	890	430
Quatrième —	5[illegible]4	208	Dixième —	1422	779
Cinquième —	364	192	Onzième —	1482	838
Sixième —	570	255	Douzième —	898	426

Durée. La durée de cette maladie excéda rarement trois ou quatre jours, et quand un malade résistait plus long-temps, et qu'enfin il succombait, sa mort n'était causée que par quelques autres affections, suites de cette horrible maladie, ou par une rechute, accidens qui se sont présentés souvent; car on remarqua que généralement la mort ou la réaction survenait dans les vingt-quatre heures, remarque que l'on pourra faire dans le relevé suivant, des décès à l'Hôtel-Dieu, dans les huit premiers jours d'avril.

Dans les 24 heures.	270	Dans le 6ᵉ	jour	8
— 48 —	143	— 7ᵉ	—	5
Dans le 3ᵉ jour...	50	— 8ᵉ	—	1
— 4ᵉ —	34	— 12ᵉ	—	1
— 5ᵉ —	19	— 13ᵉ	—	1

Ainsi, dans ce relevé, un peu plus de la moitié des décès ont eu lieu dans les vingt-quatre heures de l'atteinte, et plus des trois quarts dans les quarante-huit heures; et enfin, passé le quatrième jour, on n'a eu que très-peu de décès.

Intensité. Si le choléra ne s'est point montré en France avec autant d'intensité que dans l'Inde et dans l'Asie, on le doit plutôt à la civilisation des peuples qu'à la bénignité de la maladie; car il est des provinces, en France, où on perdit quatre malades sur cinq, ce qu'on ne rencontra point en Russie, en Pologne et en Allemagne (*voir le Tableau, n°* 17). Il en est d'autres où on eut un malade sur huit habitans ; et, dans d'autres, un mort sur vingt-trois ; des villages où un cinquième de la population fut enlevé (1). A Paris, lors de son début, sur dix malades on en perdait huit; en France, comme en Asie, un homme bien portant en était atteint, et mourait dans la première heure. Enfin, partout où elle s'est montrée, partout elle a présenté, quant à son intensité, autant de variations que dans son séjour et sa marche ; mais nulle part elle n'a encore donné, par son affaiblissement, l'espoir d'une prompte disparution.

A Paris, le choléra offrit une des bizarreries communes à cette épidémie ; dès son début, son intensité fut effrayante, mais au fur et à mesure que le nombre des malades et des décès augmentait, la maladie perdait de sa malignité : par exemple, dans la première période (du 26 mars au 31), on perdait un homme sur un malade 21/100, et une femme sur une malade 38/100, et 63 décès sur cent avaient eu lieu dans les vingt-quatre heures, tandis que dans la seconde période (du 1er avril au 6), où le chiffre des malades et des décès était cinq fois plus fort, on ne perdait qu'un homme sur un malade 44/100, et une femme sur une malade 42/100 ; 60 décès seulement avaient eu lieu dans les vingt-quatre heures.

(1) Au Plessy-aux-Bonnes, village situé près Villers-Coterets, il y eut 30 décès sur 150 habitans.

TABLEAU PAR PÉRIODE
DE L'INTENSITÉ DU CHOLÉRA DANS PARIS,
(d'après le chiffre des Hôpitaux).

PÉRIODE.	HOMMES. — Un Mort par Malade.	FEMMES. — Une Morte par Malade.	Décès sur cent dans les 24 h.
Du 26 mars au 31	1 21/100	1 38/100	63
Du 1er au 6 avril	1 44/100	1 42/100	60
7 au 12	1 68/100	1 59/100	47
13 au 18	2 11/100	2 5/100	54
19 au 24	2 5/100	5 33/100	42
25 au 30	7 20/100	8 33/100	27
Mai	10 75/100	7 11/100	32
Juin	2 86/100	4 81/100	»
Du 10 au 25 juillet	2 62/100	3 20/100	53

Ce tableau conduit à faire une remarque importante pour la science médicale, et qui permettrait de penser qu'elle a fait quelques progrès dans le traitement de cette maladie, c'est que, lors de la recrudescence de juillet, malgré que les malades présentassent des symptômes aussi graves que lors des premières périodes d'avril, on en perdait beaucoup moins qu'à cette époque.

Après avoir exposé ces questions, sur lesquelles je me suis contenté de présenter des faits, sans émettre mon opinion, afin de provoquer, dans l'intérêt général, une solution quelconque (car rien ne nous garantit de ce fléau pour l'avenir), il ne me reste plus pour remplir la tâche que je m'étais imposée, et pour jeter quelques lumières sur la discussion relative à l'emploi des diverses méthodes thérapeutiques, qu'à donner ici les résultats obtenus par chaque médecin de l'Hôtel-Dieu, dans les différens services des cholériques, sans cependant indiquer leur traitement, que l'on trouvera dans presque tous les ouvrages publiés sur ce sujet.

PREMIÈRE PÉRIODE.

Du 26 mars au 6 avril.

HOMMES.

MM.

Caillard, 1 mort sur 2 mal. 50/100
Sanson, 1 mort sur 2 mal. 50/100
Recamier, 1 mort sur 1 mal. 50/100
Gendrin, 1 mort sur 1 mal. 45/100
Dupuytren, 1 mort s. 1 mal. 45/100
Petit, 1 mort sur 1 mal. 43/100
Honoré, 1 mort sur 1 mal. 40/100
Breschet, 1 mort sur 1 mal. 33/100
Gueneau, 1 mort sur 1 mal. 32/100
Bally, 1 mort sur 1 mal. 24/100
Magendie, 1 mort s. 1 mal. 18/100
Husson, 1 mort sur 1 mal. 10/100

FEMMES.

MM.

Sanson, 1 morte sur 1 mal. 60/100
Breschet, 1 morte sur 1 mal. 53/100
Magendie, 1 mortes. 1 mal. 53/100
Gendrin, 1 morte s. 1 mal. 50/100
Bally, 1 morte sur 1 mal. 50/100
Dupuytren, 1 morte s. 1 m. 45/100
Petit, 1 morte sur 1 mal. 44/100
Recamier, 1 morte s. 1 mal. 38/100
Honoré, 1 morte sur 1 mal. 38/100
Gueneau, 1 morte s. 1 mal. 27/100
Husson, 1 morte sur 1 mal. 26/100

DEUXIÈME PÉRIODE.

Du 7 au 18 avril.

HOMMES.

MM.

Caillard, 1 mort sur 2 mal. 76/100
Honoré, 1 mort sur 2 mal. 37/100
Petit, 1 mort sur 2 mal. 2/100
Bally, 1 mort sur 1 mal. 93/100
Sanson, 1 mort sur 1 mal. 83/100
Dupuytren, 1 mort s. 1 mal. 77/100
Horteloup, 1 mort s. 1 mal. 69/100
Recamier, 1 mort s. 1 mal. 60/100
Gueneau, 1 mort s. 1 mal. 58/100
Breschet, 1 mort sur 1 mal. 56/100
Gendrin, 1 mort sur 1 mal. 54/100

FEMMES.

MM.

Honoré, 1 morte sur 2 mal. 8/100
Dupuytren, 1 morte s. 1 mal. 82/100
Magendie, 1 morte s. 1 mal. 73/100
Recamier, 1 morte s. 1 mal. 66/100
Husson, 1 morte sur 1 mal. 64/100
Bally, 1 morte sur 1 mal. 61/100
Chomel, 1 morte sur 1 mal. 60/100
Breschet, 1 morte s. 1 mal. 57/100

TROISIÈME PÉRIODE.

Du 19 au 30 avril.

HOMMES.

MM.

Bally, 1 mort sur 8 mal. 50/100
Honoré, 1 mort sur 4 mal. 50/100

FEMMES.

MM.

Magendie, 1 morte s. 7 mal. 28/100
Honoré, 1 morte sur 6 mal.

MM.	MM.
Gendrin, 1 mort sur 4 mal.	Husson, 1 morte sur 6 mal.
Dupuytren, 1 mort s. 4 mal.	Dupuytren, 1 morte s. 5 m. 50/100
Gueneau, 1 mort sur 1 mal. 87/100	
Petit, 1 mort sur 1 mal. 75/000	

RÉSUMÉ.

MM.	MM.
Caillard, 1 mort sur 2 mal. 82/100	Honoré, 1 morte sur 1 mal. 97/100
Honoré, 1 mort sur 1 mal. 94/100	Magendie, 1 morte s. 1 mal. 96/100
Sanson, 1 mort sur 1 mal. 91/100	Dupuytren, 1 morte s. 1 m. 93/100
Dupuytren, 1 mort s. 1 mal. 86/100	Husson, 1 morte sur 1 mal. 86/100
Hortelour, 1 mort s. 1 mal. 75/100	Bally, 1 morte sur 1 mal. 60/100
Bally, 1 mort s. 1 malad. 71/100	Chomel, 1 morte sur 1 mal. 60/100
Petit, 1 mort s. 1 malad. 66/100	Breschet, 1 morte s. 1 mal. 58/100
Gendrin, 1 mort s. 1 mal. 53/100	Recamier, 1 morte s. 1 mal. 52/100
Gueneau, 1 mort s. 1 mal. 52/100	
Recamier, 1 mort s. 1 mal. 51/100	
Breschet, 1 mort s. 1 mal. 41/100	

QUATRIÈME PÉRIODE.

Du 10 au 25 juillet.

HOMMES.	FEMMES.
M.	M.
Bally, un mort s. deux mal. 38/100	Magendie, 1 mort s. 2 mal. 83/100

TABLEAUX NUMÉRIQUES

CONTENANT :

1° Les chiffres des décès de Paris ;

2° Celui des malades et morts des différens départemens infectés, classés par arrondissemens, y compris les sous-préfectures de Sceaux et de Saint-Denis, et suivis de leur récapitulation ;

3° Les proportions tirées sur les chiffres connus des victimes du choléra.

4° Le chiffre des malades guéri sou mort sdans les hôpitaux de Paris.

N° 1

PARIS. — SEINE.

DATES.	1er ARROND^t.	2e ARROND^t.	3e ARROND^t.	4e ARROND^t.	5e ARROND^t.	6e ARROND^t.	7e ARROND^t.	8e ARROND^t.	9e ARROND^t.	10e ARROND^t.	11e ARROND^t.	12e ARROND^t.	TOTAL.
Du 27 Mars.	»	»	»	»	»	»	»	»	»	»	»	1	1
29	»	»	»	»	»	2	1	»	1	»	»	3	7
30	»	»	»	»	1	»	3	2	19	3	»	2	30
31	1	»	»	3	»	2	5	4	21	12	2	1	51
TOTAUX.	1	»	»	3	1	4	9	6	41	15	2	7	89
Du 1er Avril.	4	»	»	3	2	1	6	4	34	21	3	5	83
2	8	4	»	2	7	4	7	6	46	28	3	21	136
3	9	2	»	4	11	4	3	11	61	59	10	27	201
4	10	4	»	5	13	5	16	15	88	46	17	34	253
5	16	4	»	6	3	4	16	17	101	34	19	55	275
6	17	8	1	11	27	12	27	39	102	118	16	55	433
7	20	8	8	13	40	22	39	51	125	126	46	97	595
8	28	10	9	16	16	24	41	48	132	140	35	112	611
9	42	16	6	21	60	20	49	73	169	172	53	141	822
10	44	14	9	18	20	24	74	91	189	159	57	112	811
11	35	2	14	28	72	27	43	75	135	161	47	111	750
12	40	17	12	22	80	26	53	66	129	121	43	121	730
13	51	23	15	29	106	30	58	61	119	163	44	136	835
14	36	27	12	26	17	35	50	100	129	123	37	99	691
15	44	15	12	20	18	32	50	72	79	124	29	59	554
16	28	19	12	17	36	26	29	82	78	130	31	111	599
17	40	12	11	22	61	28	43	79	93	92	23	61	565
18	32	9	11	11	57	30	26	52	84	72	36	72	492
19	22	9	11	14	24	24	27	61	37	74	17	58	378
20	22	7	11	14	58	22	24	65	62	63	24	54	426
21	14	21	11	5	47	22	18	49	62	64	22	55	390
22	9	18	10	4	31	15	28	46	50	47	10	36	304
23	12	12	5	9	29	17	18	48	43	30	17	55	295
24	13	8	5	11	18	19	18	37	39	55	18	43	284
25	7	14	6	4	34	19	9	27	28	39	9	38	234
26	8	8	5	7	24	17	11	30	29	23	3	33	198
27	7	4	10	5	35	17	13	22	24	20	13	24	194
28	5	7	8	2	26	6	8	15	18	21	12	21	149
29	7	10	2	1	10	7	8	18	15	17	4	11	110
30	3	9	4	2	26	7	3	15	23	15	4	34	145
TOTAUX.	633	321	220	352	1008	546	815	1375	2323	2357	702	1891	12543

N° 2

PARIS.

DATES.	1er ARRONDt.	2e ARRONDt.	3e ARRONDt.	4e ARRONDt.	5e ARRONDt.	6e ARRONDt.	7e ARRONDt.	8e ARRONDt.	9e ARRONDt.	10e ARRONDt.	11e ARRONDt.	12e ARRONDt.	TOTAL.
Du 1er mai.	3	6	4	4	3	4	6	11	10	8	6	24	8
2	2	5	1	3	14	3	3	4	8	11	3	11	6
3	1	4	3	»	11	»	2	4	9	8	2	12	5
4	4	»	»	1	4	3	3	12	8	10	1	8	
5	1	4	4	2	9	»	2	6	2	5	7	16	
6	1	1	2	2	»	1	»	3	3	2	3	9	
7	2	»	»	1	7	2	1	6	6	6	1	5	
8	»	3	1	2	6	»	4	3	»	4	4	5	
9	2	2	»	2	5	»	2	2	3	4	2	6	
10	1	1	»	1	1	1	1	5	7	6	2	4	
11	1	3	1	»	8	3	2	8	6	4	2	2	
12	»	1	»	»	5	1	1	1	4	4	2	6	
13	2	»	»	»	1	2	»	1	2	2	»	3	
14	»	2	»	»	7	»	»	6	4	7	»	5	
15	3	»	»	»	4	1	1	4	3	»	»	4	
16	»	1	2	»	2	2	»	1	1	5	3	6	
17	1	2	1	»	2	1	»	1	3	2	3	8	
18	»	»	1	»	»	»	»	1	1	»	4	6	
19	1	»	»	»	3	»	»	1	4	3	1	5	
20	»	»	»	»	»	»	»	»	1	1	»	7	
21	»	»	»	1	3	»	2	»	3	3	2	6	
22	1	»	»	»	»	»	»	»	1	»	3	5	
23	2	»	»	»	5	»	»	1	»	»	»	4	
24	»	»	1	»	»	»	»	»	1	2	1	3	
25	1	»	1	»	3	1	»	1	2	2	1	5	
26	»	»	»	»	2	1	1	1	1	1	3	9	
27	1	»	»	»	1	»	1	»	2	»	»	2	
28	1	»	4	»	3	»	»	1	1	2	4	7	
29	»	»	»	»	1	»	1	»	»	2	1	3	
30	»	»	1	»	1	»	»	»	»	6	»	11	
31	1	»	»	»	»	»	»	»	2	7	»	»	
TOTAUX.	32	35	27	19	111	26	33	84	98	117	61	207	
Du 1er juin.	»	»	1	»	4	»	»	1	1	2	3	6	
2	»	»	»	»	»	»	»	2	1	5	1	6	
3	3	1	1	»	»	2	2	1	3	3	1	2	
4	1	»	1	»	»	1	1	1	1	5	3	4	
5	1	»	»	»	»	1	»	2	1	5	1	1	
6	»	»	1	»	»	1	»	1	1	8	»	10	

3.

PARIS.

DATES.	1er ARRONDt.	2e ARRONDt.	3e ARRONDt.	4e ARRONDt.	5e ARRONDt.	6e ARRONDt.	7e ARRONDt.	8e ARRONDt.	9e ARRONDt.	10e ARRONDt.	11e ARRONDt.	12e ARRONDt.	TOTAL.
Du 7 juin.	1	»	»	»	»	1	1	»	»	2	2	2	9
8	2	»	1	2	2	»	1	1	1	10	1	10	31
9	1	»	1	»	»	1	»	»	3	7	2	5	20
10	1	»	»	»	1	»	»	»	1	2	2	»	7
11	1	»	»	1	1	1	»	»	2	6	2	5	19
12	2	1	1	»	2	»	1	1	1	6	3	3	21
13	1	1	»	»	2	»	»	1	2	4	2	5	18
14	»	»	»	»	1	»	»	2	2	6	3	»	14
15	2	»	»	»	»	1	1	»	»	6	1	4	15
16	2	»	1	»	»	2	»	»	2	5	3	2	17
17	»	»	»	1	1	1	»	»	2	12	»	5	22
18	2	»	»	2	»	3	1	»	1	6	6	9	30
19	1	1	2	»	1	»	1	2	5	10	3	15	41
20	2	»	2	1	»	1	2	4	3	5	1	12	33
21	2	1	»	»	1	»	1	6	5	11	4	10	41
22	1	»	»	1	1	»	2	1	4	6	3	4	23
23	1	2	1	2	»	»	»	2	4	12	9	11	44
24	5	»	1	»	»	1	1	4	5	4	1	6	28
25	4	»	2	1	1	2	2	2	5	15	8	23	65
26	1	1	1	»	3	3	1	3	2	16	2	9	42
27	3	2	1	2	2	2	5	1	4	16	8	9	55
28	1	2	1	1	3	4	»	3	6	12	2	8	43
29	»	»	1	»	9	1	1	1	7	17	3	6	46
30	»	»	1	2	3	1	2	3	6	11	4	12	45
TOTAUX.	41	12	21	16	38	30	26	45	81	235	84	204	833
Du 1er juill.	3	»	1	»	3	1	3	1	6	5	3	2	28
2	2	1	1	»	8	2	»	3	3	8	3	8	39
3	1	1	1	2	8	3	1	1	6	15	2	7	48
4	2	4	1	»	1	3	2	4	5	10	5	9	46
5	5	»	1	2	2	»	2	3	2	12	2	5	36
6	1	1	»	1	1	2	3	3	13	11	4	3	43
7	6	»	1	2	2	3	7	»	3	13	6	6	49
8	1	»	1	2	3	1	2	1	7	8	4	1	31
9	6	»	5	2	4	8	4	7	8	14	9	16	83
10	4	»	1	1	6	1	4	4	9	6	3	5	44
11	3	2	»	4	5	2	6	3	10	23	6	10	74
12	6	2	1	2	7	5	9	2	4	13	1	8	60

° 4.

PARIS.

DATES.	1er ARROND.	2^e ARROND^t.	3^e ARROND^t.	4^e ARROND^t.	5^e ARROND^t.	6^e ARROND^t.	7^e ARROND^t.	8^e ARROND	9^e ARROND^t.	10^e ARROND^t.	11^e ARROND^t.	12^e ARROND^t.	TOTAUX.
Du 13 juillet.	5	2	2	6	10	8	9	11	9	15	4	13	94
14	12	4	4	6	5	5	13	16	10	18	4	5	102
15	7	4	2	6	19	2	14	20	18	18	1	13	124
16	13	3	4	5	19	13	14	26	19	19	15	21	171
17	13	9	13	6	30	23	16	35	32	23	6	16	222
18	11	8	13	12	19	22	24	37	25	28	11	19	229
19	5	14	8	6	15	15	13	12	23	23	9	15	158
20	10	7	4	11	10	13	12	11	13	14	5	14	124
21	8	5	3	1	7	8	15	16	17	26	2	11	119
22	6	4	2	6	14	6	6	16	12	14	2	5	93
23	9	6	2	3	7	7	8	11	15	15	4	23	110
24	1	1	7	3	13	6	5	13	10	6	2	9	76
25	1	5	6	»	9	4	5	12	6	12	6	2	68
26	3	3	1	1	8	1	5	3	11	6	2	9	53
27	6	3	2	2	5	5	8	9	5	3	2	5	55
28	4	«	»	»	4	2	8	4	5	7	»	6	40
29	2	1	1	1	6	1	4	3	6	1	3	5	34
30	4	3	1	1	4	»	3	10	5.	2	4	7	44
31	2	1	1	2	3	»	»	5	6	6	1	2	29
TOTAUX.	162	94	90	96	257	172	225	302	323	394	131	280	2526
Du 1er août.	4	2	»	»	1	1	1	2	1	5	2	2	21
2	4	3	»	3	1	»	3	2	2	8	3	2	31
3	3	1	»	»	3	1	2	2	5	3	»	3	23
4	2	3	1	2	2	1	1	2	1	2	2	2	21
5	3	»	»	»	5	»	1	2	3	2	1	2	19
6	3	5	1	1	4	»	1	3	6	6	1	6	37
7	»	3	»	1	2	2	2	5	1	10	3	2	31
8	»	1	»	1	3	»	1	7	2	3	4	3	25
9	»	»	»	1	3	»	2	4	2	3	1	4	20
10	5	»	»	1	2	1	1	1	8	»	2	1	22
11	»	1	»	1	»	1	1	3	4	3	1	2	17
12	3	»	»	1	2	»	2	4	6	2	1	2	23
13	1	1	2	»	2	»	2	3	6	3	»	6	26
14	1	1	2	1	1	»	2	2	7	5	»	2	24
15	1	1	»	»	5	1	5	2	2	1	6	1	25
16	4	»	»	»	3	3	3	4	5	6	3	2	33
17	1	»	»	1	1	3	2	3	5	4	2	4	26

° 5.

PARIS.

DATES.	1er Arrondt.	2e Arrondt.	3e Arrondt.	4e Arrondt.	5e Arrondt.	6e Arrondt.	7e Arrondt.	8e Arrondt.	9e Arrondt.	10e Arrondt.	11e Arrondt.	12e Arrondt.	Totaux.
Du 18 août.	3	1	»	»	3	2	»	3	3	5	2	22	44
19	»	1	»	2	4	»	4	2	4	6	1	»	24
20	2	1	3	»	4	4	6	1	4	2	1	10	38
21	»	2	2	2	2	5	3	5	7	5	1	7	41
22	1	2	1	1	4	4	4	7	5	3	1	6	39
23	3	2	2	»	3	1	1	2	6	6	4	11	41
24	3	»	1	2	5	1	3	4	3	3	2	3	30
25	2	2	2	2	3	1	3	5	2	4	»	7	33
26	2	3	»	1	3	»	5	7	5	5	3	3	37
27	1	»	1	3	2	2	8	3	5	3	3	9	40
28	2	2	1	1	4	2	1	4	7	7	»	4	35
29	3	2	3	»	2	2	3	»	2	6	3	4	30
30	3	1	»	3	3	3	3	2	7	12	2	7	46
31	4	2	1	»	»	4	2	1	3	6	1	6	30
Totaux....	64	43	23	31	82	45	78	97	129	139	56	145	932

SOUS-PREFECTURES. (*Seine.*)

DATES.	Sceaux.		St. Denis.		Total.	
	malades.	morts.	malades.	morts.	malades.	morts.
Dep. l'invon. au 8 avril.	64	45	66	23	130	68
9 au 12	38	7	159	118	197	125
13 au 16	453	114	1083	185	1536	299
17 au 20	234	61	500	253	734	314
21 au 24	140	48	340	119	480	167
25 au 27	129	67	275	90	404	157
28 au 30	60	37	492	106	552	143
1 au 9 mai.	87	50	222	84	309	134
10 au 20	56	29	134	52	190	81
21 au 28	»	»	64	17	64	17
29 au 1er juin.	22	223	185	99	207	322
2 au 18	35	21	»	»	35	21
19 au 30	56	45	586	142	542	187
1 au 15 juilet.	100	64	482	158	582	222
Totaux.....	1474	811	4588	1446	6062	2257

6

AISNE.

DATES.	St.-Quentin.		Vervins.		Laon.		Soissons.		Cha -Thierry.		Totaux.	
	Mal.	Morts.	Mal.	Morts.	Mal.	Morts.	Mal.	Morts	Mal.	Morts.	Mal.	Morts.
Depuis l'inv[os] au 30 Avril.	16	5	49	27	101	51	59	32	35	15	260	13[illegible]
Du 1 au 8 mai.	20	9	29	15	211	60	159	79	67	42	486	20[illegible]
9 au 16	45	24	45	6	210	69	172	82	114	70	587	25[illegible]
17 au 25	79	24	43	19	186	95	192	81	99	63	599	28[illegible]
26 au 31	55	22	33	2	323	115	160	41	130	92	701	27[illegible]
1 au 8 juin.	65	13	98	21	416	173	306	118	104	65	989	39[illegible]
9 au 16	62	33	160	30	382	191	270	138	113	72	987	46[illegible]
17 au 24	225	85	84	42	581	362	266	177	350	173	1506	8[illegible]
25 au 30	257	107	81	45	533	318	327	197	87	72	128	73[illegible]
1 au 10 juillet.	263	104	173	57	582	313	236	113	137	85	1291	67[illegible]
11 au 20	134	47	115	90	379	187	70	51	52	37	75[illegible]	4[illegible]
21 au 31	113	66	105	69	184	72	42	21	24	26	468	25[illegible]
1 au 5 août.	27	12	16	10	43	22	13	5	8	6	107	5[illegible]
TOTAUX. . . .	361	551	1032	433	4131	2028	2272	1135	1320	818	10116	496

AUBE.

	Troyes.		Arcis.		Nogent.		Bar s. Aube		Bar s. Seine.			
Depuis l'inv au 20 mai.	1546	572	14	9	153	54	»	»	6	2	1719	63[illegible]
21 au 30	212	83	16	11	18	19	1	1	14	6	261	12[illegible]
31 mai. au 8 juin.	81	32	20	9	21	10	1	»	78	26	201	7[illegible]
9 au 16	68	34	28	7	43	12	33	8	183	112	355	17[illegible]
17 au 24	213	56	9	2	31	13	74	33	184	139	511	2[illegible]
25 ax 30	49	29	19	12	23	11	68	25	107	48	266	1[illegible]
1 au 15 juillet.	4	22	30	23	43	32	159	48	146	94	419	21[illegible]
16 au 31	66	29	8	7	20	15	7	6	44	25	14[illegible]	
1 au 5 août.	8	8	»	»	2	4	»	»	2	8	12	
TOTAUX. . .	2284	865	144	80	354	170	343	121	764	460	3889	16[illegible]

EURE.

	Andelys.		Bernay.		Evreux.		Louviers.		Pont-au-de-Mer.			
Depuis l'inv. au 31 mai	178	84	5	2	40	14	84	36	3	2	310	13[illegible]
1 au 10 juin.	43	24	»	1	7	6	41	15	2	1	93	4[illegible]
11 au 20	40	20	»	»	16	9	57	13	2	1	115	4[illegible]
21 au 30	9	5	»	»	10	6	72	10	41	22	132	4[illegible]
1 au 15 juillet	51	27	76	44	14	12	71	23	39	27	2[illegible]1	13[illegible]
16 au 31	165	79	52	21	18	14	188	63	53	32	476	20[illegible]
1 au 5 août.	6	4	5	5	1	»	»	»	13	5	25	1[illegible]
TOTAUX. . .	492	243	138	73	106	61	513	160	153	90	1402	6[illegible]

N° 7

EURE ET LOIR.

DATES.	Chartres.		Chateaudun.		Dreux.		Nogent.		TOTAUX.	
	Mal.	Morts.	Mal.	Morts.	Mal.	Morts.	Mal.	Morts.	Mal.	Morts.
Depuis l'inv. au 30 juin.	117	77	52	22	132	47	24	16	325	158
Du 1 au 10 juillet.	54	28	11	7	25	8	3	3	93	46
11 au 20	97	28	9	4	14	8	»	»	120	40
21 au 31	148	66	20	12	42	19	»	»	210	97
1 an 5 août.	77	32	9	3	20	11	»	»	106	46
TOTAUX.	493	227	101	48	233	93	27	19	854	387

LOIRET.

DATES.	Orléans.		Montargis.		Gien.		Pithiviers.			
Depuis l'inv. au 30 avril.	53	18	22	12	»	»	»	»	75	30
Du 1 au 15 mai	341	132	53	32	1	»	»	»	395	164
16 au 31 »	152	95	42	22	37	20	»	»	231	137
1 au 10 juin.	112	71	27	32	84	49	»	»	223	152
11 au 20 »	127	58	39	10	45	29	1	»	212	97
21 au 30 »	72	52	13	6	8	2	1	»	94	60
1 au 10 juillet.	31	24	16	10	»	»	9	6	56	40
11 au 20 »	30	22	14	10	3	3	»	»	47	35
21 au 31 »	64	32	9	10	«	»	29	15	102	57
1 au 5 août.	26	9	9	5	»	»	«	»	35	14
TOTAUX.	1008	513	244	149	178	103	40	21	1470	786

FINISTÈRE.

DATES.	Brest.		Morlaix.		Chateaulin.		Quimper.			
Depuis l'inv. au 27 juin.	47	29	57	24	»	»	166	286	270	1[illegible]9
28 juin au 10 juillet.	125	76	47	32	2	2	88	43	262	153
11 juillet au 15	203	86	150	54	»	»	26	21	379	161
16 au 20	132	80	181	54	»	»	40	30	351	164
21 au 25	154	82	243	76	»	»	40	18	437	176
26 au 31	214	92	255	79	»	»	32	11	501	182
Du 1 août au 5 août.	179	50	128	60	»	»	35	12	342	122
TOTAUX.	1054	495	1061	379	2	2	427	221	2544	1097

COTE D'OR.

DATES.	Chatillon.		Dijon.		Semur.		Beaune.			
Depuis l'inv. au 30 juin.	188	80	4	2	78	34	»	»	270	116
1 au 20 juillet.	111	58	»	»	32	16	»	»	143	74
21 au 5 août.	117	35	»	»	8	2	1	1	126	38
TOTAUX.	416	173	4	2	118	52	1	1	579	228

N° 8.

LOIR ET CHER.

DATES.	Blois.		Romorantin.		Vendôme.		Totaux.	
	Mal.	Morts.	Mal.	Morts.	Mal.	Morts.	Mal.	Morts.
Depuis l'inv. au 31 mai.	37	21	135	88	»	»	172	109
1 au 15 juin.	145	71	120	65	»	»	265	136
16 au 30	132	64	39	17	14	6	185	87
1 au 20 juillet.	19	12	73	62	10	7	102	81
21 au 5 août.	7	2	65	31	5	1	77	34
Totaux. . .	340	170	432	263	29	14	801	447

HAUTE-MARNE.

	Vassy.		Langres.		Chaumont.			
Depuis l'inv. au 23 mai.	104	30	»	»	»	»	104	30
24 mai. au 4 juin.	265	125	»	»	»	»	265	125
5 au 8	130	58	»	»	»	»	130	58
9 au 12	171	48	64	30	»	»	235	78
13 au 15	200	46	2	2	»	»	202	48
16 au 18	220	55	5	6	»	»	225	61
19 au 21	96	37	4	6	»	»	100	43
22 au 24	198	88	»	»	3	2	201	90
25 au 27	282	83	7	3	26	1	315	87
28 au 30	232	56	2	7	4	2	238	65
1 au 5 juillet.	381	121	22	10	18	5	421	136
6 au 10	344	117	2	1	18	4	364	122
11 au 15	215	72	»	»	29	6	244	78
16 au 20	246	90	1	1	17	3	264	94
21 au 25	32	9	»	»	4	5	36	14
26 au 31	780	164	»	»	9	3	789	167
1 au 5 août.	31	11	»	»	9	4	40	15
Totaux. . .	3927	1210	109	66	137	35	4170	1311

MEURTHE.

	Nancy.		Lunéville.		Toul.			
Depuis l'inv. au 29 mai.	19	7	16	9	2	2	37	18
30 mai. au 22 juin.	126	51	201	49	80	23	407	123
23 au 29	146	49	80	30	19	9	245	88
30 juin. au 20 juillet.	538	139	215	78	140	29	893	246
20 juillet. au 5 août.	230	60	23	14	»	»	253	74
Totaux. . .	1059	306	535	180	241	63	1835	549

N° 9

MARNE.

DATES.	Reims.		Vitry.		Epernay.		St-Menehould		Châlons.		Totaux.	
	Mal.	Morts.	Mal.	Morts.	Mal.	Morts.	Mal.	Morts.	Mal.	Morts.	Mal.	Morts.
Depuis l'inv. au 30 avril.	39	13	»	»	20	6	»	»	306	16	385	35
1 au 5 mai.	11	5	»	»	60	9	»	»	14	3	85	17
6 au 10	47	13 }	136	76	20	15	»	»	74	5	141	33
11 au 14	79	44 }			20	11	»	»	21	14	256	145
15 au 22	60	10	143	68	82	53	»	»	107	11	392	142
23 au 25	124	63	448	106	19	14	»	18	592	84	1183	285
26 au 28	166	68	194	47	49	18	229	14	94	28	732	175
29 au 31	169	33	203	73	17	17	30	16	163	34	582	173
1 et 2 juin.	165	42	39	21	22	11	162	2	142	15	530	91
3 et 4	230	48	174	84	23	13	34	16	118	26	579	187
5 au 7	169	75	128	45	92	37	29	6	80	11	498	174
8 et 9	206	66	291	95	26	19	61	18	115	27	699	225
10 et 11	149	56	277	105	143	66	62	20	275	37	906	274
12 et 13	197	70	238	53	7	36	23	9	78	20	543	181
14 et 15	29	9	86	24	64	2	»	»	1	6	180	41
16 et 17	326	69	88	28	2	25	72	16	66	23	504	161
18 et 19	214	66	128	46	83	42	19	4	75	35	519	193
20 et 21	321	101	55	34	111	58	30	9	47	24	564	226
22 et 23	75	42	35	22	45	30	22	5	76	30	253	129
24 et 25	448	136	49	18	54	28	30	4	62	24	633	210
26 au 29	788	286	183	82	191	76	82	25	213	69	1457	538
30 juin.	158	84	78	16	164	8	8	5	38	9	446	122
1 au 5 juillet.	635	315	503	144	302	132	34	10	194	43	1668	644
6 au 10	683	270	119	61	238	79	7	4	126	47	1173	461
11 au 15	330	141	114	42	105	37	4	2	102	29	655	251
16 au 20	309	140	109	40	165	61	18	6	181	43	782	290
21 au 25	29	21	25	10	61	6	»	»	149	20	264	57
26 au 31	201	87	122	25	206	50	60	15	348	42	937	219
1 au 5 août.	492	135	38	12	163	21	»	»	45	16	738	184
Totaux. . .	6849	2508	3953	1377	2554	970	1006	224	3902	791	18264	5870

MAINE ET LOIRE.

	Angers.		Beaupreau.		Saumur.		Segre.		Beaugé.			
Depuis l'inv. au 15 juin.	295	217	10	7	4	3	3	1	»	»	312	228
16 au 30	55	45	1	1	15	6	11	5	»	»	82	57
1er au 20 juillet.	38	48	53	20	37	15	12	4	10	4	149	101
21 juillet au 5 août.	55	23	5	5	15	14	»	»	»	»	75	42
Totaux. . .	443	333	68	43	71	38	26	10	10	4	618	428

N° 10.

MEUSE.

DATES.	Bar-le-Duc.		Commercy.		Montmédy.		Verdun.		Totaux.	
	Mal.	Morts.	Mal.	Morts.	Mal.	Morts.	Mal.	Morts.	Mal.	Morts.
Depuis l'inv. au 2 mai.	135	24	74	13	1	1	6	3	216	41
du 3 au 6	264	80	23	17	»	»	13	7	300	104
7 au 10	23	42	»	6	»	»	71	16	94	64
11 au 15	454	81	8	12	»	»	153	34	615	127
16 au 19	248	65	2	2	»	»	45	18	295	85
20 au 25		95		6		»		19		120
26 au 31	1440	166	274	8	1	»	410	27	2125	201
1 au 4 juin.		151		13		»		19		183
5 au 8	126	119	17	7	»	»	39	13	182	139
9 au 12	58	73	33	9	»	»	48	21	139	103
13 au 16	461	135	12	8	»	»	76	31	549	174
17 au 20	524	216	8	11	»	»	109	59	641	286
21 et 22	679	176	14	8	»	»	35	25	728	209
23 et 24	331	120	6	9	»	»	59	21	396	150
25 et 26	339	166	50	19	»	»	52	22	441	207
27 et 28	493	191	16	14	»	»	19	24	528	229
29 et 30	548	252	5	13	»	»	27	10	580	275
1 au 5 juillet.	495	295	9	8	»	»	50	27	554	330
6 au 10	398	108	14	4	»	»	32	17	444	129
11 au 15	232	112	10	19	»	»	9	6	251	137
16 au 20	174	39	13	6	»	»	19	10	206	55
21 au 25	105	51	19	9	»	»	19	12	143	72
26 au 31	221	48	2	34	1	1	9	8	233	91
1 au 5 août.	29	17	2	»	»	»	4	2	35	19
Totaux. . . .	7777	2822	611	255	3	2	1304	451	9695	3530

MOSELLE.

DATES.	Metz.		Briey.		Thionville.		Sarreguemin.		[Totaux]	
	[Mal.]	[Morts.]	[Mal.]	[Morts.]	[Mal.]	[Morts.]	[Mal.]	[Morts.]	[Mal.]	[Morts.]
Depuis l'inv. au 20 juin.	199	76	6	2	125	80	»	»	330	158
du 21 au 30	366	133	1	1	193	37	»	»	560	171
1 au 5 juillet.	289	118	»	»	56	12	»	»	345	130
6 au 10	602	255	4	2	31	23	3	1	640	281
11 au 15	341	126	19	4	6	6	»	»	366	136
16 au 23	363	145	32	9	4	4	2	2	401	160
24 au 28	179	62	1	3	2	2	»	»	182	67
29 au 3 août.	99	42	11	11	6	3	»	»	116	56
Totaux. . . .	2438	957	74	32	423	167	5	3	2940	1159

N° 11.

NIEVRE.

DATES.	Cosne.		Clamecy.		Nevers.		Chat.-Chinon.		TOTAUX.	
	Mal.	Morts.	Mal.	Morts.	Mal.	Morts.	Mal.	Morts.	Mal.	Morts.
Depuis l'inv. au 24 mai.	11	8	251	96	1	»	2	2	265	106
du 25 au 31	24	7	54	28	»	»	»	»	78	35
1 au 10 juin.	34	18	48	28	25	12	»	»	107	58
11 au 20	79	65	57	42	159	51	»	»	295	158
21 au 30	151	59	71	44	97	70	»	»	319	173
1 au 10 juillet.	142	37	42	32	29	14	»	»	213	83
11 au 23	45	19	29	19	18	9	»	»	92	47
24 juillet. au 5 août.	5	2	»	»	3	»	»	»	8	2
TOTAUX. . .	491	215	552	289	332	156	2	2	1377	662

OISE.

DATES.	Beauvais.		Clermont		Compiegne.		Senlis.			
Depuis l'inv. au 20 avril.	64	13	68	10	124	63	174	33	430	119
du 21 au 25	60	21	60	15	54	18	142	34	316	88
26 au 30	78	20	71	19	60	18	393	87	602	144
1 au 5 mai.	83	22	64	14	53	27	546	175	746	238
6 au 10	50	20	9	8	152	66	258	128	469	222
11 au 15	50	31	30	15	170	96	225	132	470	274
16 au 20	20	7	15	8	189	89	143	65	367	169
21 au 25	23	11	13	2	85	52	103	59	224	124
26 au 30	15	8	53	18	136	51	119	61	323	138
1 au 5 juin.	20	16	15	13	98	59	159	26	292	114
6 au 10	22	12	8	1	71	42	98	61	199	116
11 au 15	31	17	23	16	50	30	105	72	209	135
16 au 20	13	7	11	3	85	35	160	65	269	110
21 au 25	14	11	21	12	83	38	209	106	327	167
26 au 30	54	30	16	6	170	99	320	131	560	266
1 au 5 juillet.	18	14	23	8	21	17	89	44	151	83
6 au 10	26	13	23	12	58	23	192	94	299	142
11 au 15	4	2	23	15	120	63	60	30	207	110
16 au 20	12	8	43	20	37	32	63	29	15[illegible]	89
21 au 25	6	5	8	8	82	40	49	24	145	77
26 au 31	9	3	37	12	91	26	26	8	163	49
1 au 5 août.	4	5	31	26	42	7	36	24	113	62
TOTAUX. . .	676	296	665	261	2031	991	3669	1488	7041	3036

N° 12. **NORD.**

DATES.	Lille.		Anvers		Cambrai.		Douai.		Dun-kerque.		Haze-brouck.		Valen-ciennes.		Totaux.	
	M.	M.	M.	M.	Mal.	M.	Mal.	M.	M.	M.	M.	M.	Mal.	M.	Mal.	Morts.
Dep. l'invas. au 10 mai	»	»	»	»	100	60	160	61	22	13	2	1	171	101	455	236
11 au 15	1	1	»	»	45	20	105	54	4	2	2	»	76	44	233	121
16 au 20	8	6	»	»	86	38	122	37	7	5	4	6	137	75	364	167
21 au 25	2	1	»	»	76	32	187	77	11	4	15	5	114	67	405	186
26 au 31	2	1	»	»	147	75	83	29	8	2	4	3	95	35	339	145
1 au 5 juin	2	1	»	»	92	48	64	37	6	4	3	2	75	27	242	109
6 au 10	7	3	»	»	107	44	62	23	7	7	7	2	96	61	286	140
11 au 15	1	»	1	»	65	44	18	6	27	14	»	»	52	28	164	92
16 au 20	11	6	4	1	90	36	35	6	39	26	5	4	187	83	371	162
21 au 25	15	9	7	3	103	51	36	3	74	41	4	2	101	51	340	160
26 au 30	6	4	1	1	152	70	49	11	32	28	»	»	96	37	336	151
1 au 5 juill.	13	2	8	2	165	58	25	17	18	12	2	1	111	52	342	144
6 au 10	6	4	23	23	211	68	44	20	25	12	»	»	63	29	372	156
11 au 15	11	4	25	15	152	43	73	19	28	19	1	1	75	49	365	150
16 au 20	35	18	35	14	172	151	167	68	45	23	3	2	104	62	561	238
21 au 25	26	29	10	6	116	33	54	48	16	17	1	1	113	50	336	184
26 au 31	22	4	9	8	105	41	110	94	13	8	»	»	133	68	392	223
1 au 5 août	38	21	55	14	25	7	77	28	12	11	»	»	38	19	245	100
Totaux.	206	114	178	87	2009	819	1471	628	394	248	53	30	1837	938	6148	2864

YONNE.

DATES.	Auxerre.		Avallon.		Joigny.		Sens.		Tonnerre.		Totaux.	
Depuis l'invas. au 21 mai	805	194	13	3	40	18	24	12	59	21	941	248
22 au 25	318	99	1	2	147	28	»	»	50	14	516	143
26 au 31	199	60	9	3	77	80	67	30	56	16	408	194
1 au 5 juin	187	39	14	8	12	26	7	5	68	23	288	199
6 au 10	445	136	112	38	65	34	71	35	102	58	795	301
11 au 15	360	102	145	38	24	36	78	35	58	49	665	260
16 au 18	675	231	52	35	211	52	60	21	191	105	1189	444
19 au 30	218	98	43	24	168	15	87	29	93	43	609	209
au 5 juillet	16	17	»	»	»	»	25	18	70	11	111	46
6 au 10	2	3	3	1	8	5	26	16	76	51	115	76
11 au 15	63	28	10	9	»	»	28	16	187	33	288	86
16 au 22	268	50	15	5	45	5	»	»	28	8	356	68
23 au 28	83	38	5	2	»	»	54	30	41	6	183	76
29 juill. au 5 août	128	51	»	»	»	»	44	52	»	»	172	103
Totaux.	3767	1151	422	168	797	299	571	297	1079	438	6636	2353

N° 13

PAS-DE-CALAIS.

DATES.	Arras.		Béthune.		Boulogne.		Montreuil.		Saint-Omer.		Saint-Pol.		Totaux.	
	Mal.	Morts.	Mal.	Morts.	Mal.	Morts.	Mal.	Morts.	Mal.	Morts.	Mal.	Morts.	Mal.	Morts.
Dep. l'inv. au 2 mai.	86	32	1	1	92	44	2	2	»	»	1	»	182	7[illegible]
Du 3 au 10	61	30	8	4	105	69	5	1	65	23	»	1	244	12[illegible]
11 au 20	104	56	2	1	86	66	16	6	87	36	»	»	295	16[illegible]
21 au 31	85	42	14	8	102	42	38	6	59	27	»	»	269	12[illegible]
11 au 10 juin.	128	42	2	»	90	54	31	8	54	37	30	12	335	15[illegible]
11 au 20	299	117	22	10	98	49	134	50	50	23	163	47	766	29[illegible]
21 au 30	367	160	182	89	137	41	147	61	48	25	297	61	1178	43[illegible]
1 au 10 juil.	384	131	179	116	261	53	77	38	32	13	136	38	1069	38[illegible]
11 au 20	930	372	272	185	170	40	39	19	59	25	80	24	1550	66[illegible]
21 au 31	464	172	144	100	85	21	66	11	57	24	70	34	886	36[illegible]
1 au 5 août.	130	48	»	»	22	13	21	5	4	1	1	»	178	6[illegible]
TOTAUX. . .	3039	1202	826	514	1248	492	546	207	515	234	778	217	6952	286[illegible]

SEINE ET OISE.

DATES.	Versailles.		Mantes.		Corbeil.		Pontoise.		Etampes.		Rambouillet.			
Dep. l'inv. au 17 avril.	664	321	80	35	83	22	54	11	6	5	17	11	904	405
Du 18 au 24	111	74	39	11	29	17	16	9	»	1	29	7	224	119
25 au 28	235	93	28	13	58	41	220	50	4	3	15	12	560	212
29 au 3 mai.	93	55	11	19	56	23	269	21	4	2	28	21	461	141
4 au 10	70	44	69	12	93	37	139	71	40	24	42	14	453	202
11 au 15	43	28	13	2	41	12	153	43	119	109	29	17	398	211
16 au 20	50	26	12	14	9	7	34	10	407	45	9	4	521	106
21 au 25	104	31	3	3	43	17	63	60	180	40	13	14	406	165
26 au 1 juin.	31	13	8	4	35	22	34	16	82	30	12	5	202	90
2 au 8	53	30	12	7	65	28	111	63	55	29	38	18	334	175
9 au 15	49	27	6	4	»	»	»	»	76	31	40	19	171	81
16 au 18	11	6	»	»	32	13	69	9	23	8	53	2	188	38
19 au 22	61	29	25	13	»	»	»	»	136	45	5	3	227	90
23 au 26	100	42	»	»	115	44	112	76	70	53	79	11	476	226
27 au 30	100	46	»	»	»	»	»	»	89	11	10	7	199	64
1 au 5 juil.	123	52	88	39	»	»	»	»	93	25	37	11	341	127
6 au 13	75	38	64	25	351	152	213	93	35	46	12	4	750	358
14 au 17	70	35	19	9	147	59	124	21	6	2	20	7	386	133
18 au 23	305	159	100	61	115	46	70	31	44	15	14	11	648	323
24 au 31	161	102	20	10	22	58	18	14	35	14	42	14	298	212
1 au 6 août.	47	19	»	»	69	26	83	31	24	15	90	37	313	128
TOTAUX. . .	2556	1270	597	281	1363	624	1782	629	1528	553	634	249	8460	3606

N° 14.

SEINE-INFÉRIEURE.

DATES.	Rouen.		Dieppe.		Hâvre.		Neufchâtel.		Yvetot.		Totaux.	
	Mal.	Morts.	Mal.	Morts.	Mal.	Morts.	Mal.	Morts.	Mal.	Morts.	Mal.	Morts.
Depuis l'inv. au 23 avril.	209	85	»	»	17	9	»	»	»	»	226	94
du 24 au 1 mai.	249	103	»	»	54	30	»	»	»	»	303	133
2 au 10	205	118	»	»	48	29	1	»	3	»	257	147
11 au 20	204	111	»	»	31	18	»	»	»	»	235	129
21 au 31	179	64	49	19	71	40	4	1	»	»	303	124
1 au 10 juin.	22[illegible]	82	142	80	32	22	4	1	»	»	403	185
11 au 20	128	47	168	89	»	»	17	10	24	16	337	162
21 au 30	179	86	103	51	85	16	15	15	35	13	417	181
1 au 10 juillet	69	48	77	35	»	»	45	22	166	[illegible]8	357	193
11 au 20	275	151	90	52	273	122	3	18	12	24	653	367
21 au 5 août.	77	27	16	11	82	29	5	6	71	32	251	105
Totaux. . .	1999	922	645	337	6[illegible]3	315	94	73	311	173	3742	1820

SEINE-ET-MARNE.

DATES.	Melun.		Coulommiers.		Fontainebl.		Meaux.		Provins.			
Depuis l'inv. au 15 avril.	20	5	13	2	10	2	95	25	3	»	141	34
du 16 au 20	12	6	8	5	8	3	168	54	3	1	199	69
21 au 25	57	20	42	24	15	9	483	105	5	3	602	161
26 au 30	36	17	37	23	26	9	923	176	13	7	1035	232
1 au 5 mai.	108	35	67	21	48	11	1226	179	67	17	1616	263
6 au 10	13	41	129	41	34	21	1122	261	60	28	1358	362
11 au 15	35	14	103	54	89	22	1046	265	30	24	1303	379
16 au 20	33	11	114	43	133	33	915	170	16	9	1211	266
21 au 25	5	2	28	23	43	35	706	179	3	6	785	245
26 au 31	6	6	469	85	25	6	549	128	32	10	1081	235
1 au 5 juin.	14	7	134	70	3	1	565	129	40	21	756	228
6 au 10	30	11	58	28	13	13	385	86	43	17	529	155
11 au 15	22	12	57	54	24	9	267	108	42	14	412	197
16 au 20	82	28	90	74	34	18	326	124	44	21	576	265
21 au 25	64	38	91	63	76	26	305	100	56	26	592	253
26 au 30	41	41	91	56	63	16	278	98	13	5	486	216
1 au 10 juillet	94	3[illegible]	457	448	84	34	1184	45	90	61	1909	627
11 au 20	57	48	97	46	62	36	253	111	58	26	527	267
21 au 25	36	28	73	26	42	18	99	38	60	39	310	149
26 au 31	26	16	25	25	110	33	243	88	68	40	472	202
1 au 5 août.	13	8	11	7	40	23	181	155	49	21	294	214
Totaux. . .	804	403	2194	1218	982	378	11319	2624	795	396	16094	5019

N°. 15

SOMME.

DATES.	Amiens.		Abbeville.		Peronne.		Mont-Didier.		Doulens.		TOTAUX.	
	Mel.	Morts.	Mal.	Morts.	Mal.	Morts.	Mal.	Morts.	Mal.	Morts.	Mal.	Mor
Depuis l'inv. au 20 avril.	108	47	20	4	»	»	5	»	»	»	133	5
21 au 31	185	132	190	75	»	»	»	»	»	»	375	20
1 au 5 mai.	51	36	114	33	15	1	»	»	»	»	180	7
6 au 10	118	59	124	47	»	»	»	»	»	»	242	10
11 au 15	546	144	86	31	»	3	46	13	»	»	678	19
16 au 20	92	42	50	16	»	1	46	7	»	»	188	6
21 au 25	135	67	61	24	2	2	79	13	»	»	277	10
26 au 31	84	43	43	29	9	10	140	60	»	»	276	14
1 au 6 juin.	83	32	124	22	10	8	»	»	30	8	247	7
7 au 10	154	69	71	53	9	4	»	»	30	5	264	13
11 au 15	121	63	101	43	35	11	»	»	37	9	294	12
16 au 20	142	49	153	49	65	15	»	»	105	18	466	13
21 au 25	178	41	117	46	201	15	»	»	46	15	542	11
26 au 30	106	46	80	38	182	50	»	»	57	18	425	15
1 au 5 juillet.	130	40	79	32	112	16	»	»	53	20	374	10
6 au 10	51	32	23	16	68	21	»	»	39	9	181	7
11 au 15	120	30	67	31	34	14	»	»	39	20	260	9
16 au 20	84	44	44	31	87	23	»	»	48	20	263	11
21 au 25	53	22	66	17	9	8	»	»	27	7	155	5
26 au 31	145	40	51	27	»	»	»	»	26	14	222	8
1 au 5 août.	54	38	5	13	»	»	6	6	139	36	204	9
TOTAUX...	2740	1116	1669	677	839	202	322	99	676	199	6246	229

CALVADOS.

DATES.	Caën.		Pont-Lévêque		Lisieux.		Vire.			
Depuis l'inv. au 25 juin.	60	29	117	51	49	21	25	8	251	109
26 juin. au 10 juillet.	27	18	49	18	20	9	»	»	96	45
11 au 25	19	11	11	6	44	11	»	»	74	28
26 juillet. au 2 août.	23	17	24	6	»	»	»	»	47	23
TOTAUX...	129	75	201	81	113	41	25	8	468	205

VOSGES.

	Mirecourt.		Neufchâteau.		Epinal.		Saint-Dié.			
Depuis l'inv. au 30 juin.	158	75	9	8	3	1	»	»	170	84
1 au 15	68	44	96	29	2	3	1	1	167	77
16 au 31	32	20	65	35	»	»	1	»	98	55
1 au 5 août.	18	3	29	9	»	»	»	»	47	12
TOTAUX...	276	142	199	81	5	4	2	1	482	228

16.

CAPITULATION GÉNÉRALE des victimes du Choléra, dans les différens départemens de la France, depuis son apparition au 5 août.

NOMS des DÉPARTEMENS.	Malades.	Morts.	NOMS des DÉPARTEMENS.	Malades.	Morts.	NOMS des DÉPARTEMENS.	Malades.	Morts.
Aisne.	10116	4965	Loire-infér.	»	673	Seine. Pa. 31 juil.	45000	16841
Allier.	7	4	Maine-et-L.	618	428	Seine. 1 au 5 août	300	115
Ardennes.	710	346	Manche.	177	77	Seine. Sous-Pr. de St-De. et Sceau.	6062	2257
Aube.	3889	1696	Marne.	18264	5870			
Calvados.	468	205	Haute-Marne.	4173	1311			
Charente-inf.	»	»	Mayenne.	»	»	Seine. Bicêtre.	346	236
Cher.	91	50	Meurthe.	1835	549	Seine-Inféri.	3742	1820
Côte-d'Or.	539	228	Meuse.	9695	3530	Seine-et-Ma.	16094	5019
Côtes-du-N.	287	121	Morbihan.	1	1	Seine-et-Oise.	8460	3606
Eure.	1402	627	Moselle.	2940	1159	Somme.	6246	2293
Eure-et-Loire	854	387	Nièvre.	1377	662	Vendée.	»	64
Finistère.	2544	1097	Nord.	6148	2864	Vosges.	482	228
Gironde.	»	»	Oise.	7041	3036	Yonne.	6636	2353
Indre.	341	173	Orne.	40	28			
Ind.-et-Loire.	246	141	Pas-de-Calais.	6952	2866	TOTAUX.	176342	69165
Loiret.	1470	786	Haute-Saône.	164	82			
Loir-et-Cher.	801	447	Deux-Sèvres.	90	39			

RÉCAPITULATION des Décès dans les douze Arrondissemens de Paris.

ARRONDISSEMENS.	Mars.	Avril.	Mai.	Juin.	Juillet.	Août.	TOTAL GÉNÉR.
1er,	1	633	32	41	162	64	933
2e,	»	321	35	12	94	43	505
3e,	»	220	27	21	90	23	381
4e,	3	352	19	16	96	31	517
5e,	1	1008	111	38	257	82	1497
6e,	4	546	26	30	172	45	823
7e,	9	815	33	26	225	78	1186
8e,	6	1375	84	45	302	97	1909
9e,	41	2323	98	81	323	129	2995
10e,	15	2357	117	235	394	139	3257
11e,	2	702	61	84	131	56	1036
12e,	7	1891	207	204	280	145	2734
TOTAUX. . .	89	12543	850	833	2526	932	17773

N° 17.

PROPORTIONS tirées sur les chiffres connus des victimes Choléra au 5 août.

Villes, Gouvernements ou arrondissements.	Un malade par hab.	Un mort par hab.	Un mort par mal.	Arrondissements.	Un malade par hab.	Un mort par hab.	Un mort par mal.
Hambourg,	»	21	1 81/100	Epernay (Marne).	32	85	2 63/1
Gallicie.	10	28	2 66/100	1er arrondis. de Paris.	»	90	
Hongrie.	13	32	2 26/100	5e *id.* *id.*	»	90	
Saint-Pétersbourg.	26	37	1 42/100	Corbeil (Seine-et-Oise).	41	90	2 18/1
Bruun.	19	50	2 63/100	Auxerre (Yonne).	29	97	3 27/1
Prague.	24	58	2 40/100	Compiegne (Oise).	48	98	2 4/1
Valachie-et-Moldavie.	76	138	1 80/100	Troyes (Aube).	38	101	2 64/1
				Versailles (Sei.-et-Ois).	51	102	2 1/1
				3e arrondis. de Paris.	»	103	
FRANCE.				Tonnerre (Yonne).	2	105	2 46/1
				Sceaux (Seine).	59	107	1 81/1
9e arrondisse. de Paris.	»	23	»	Bar-sur-Seine (Aube).	67	111	1 66/1
Bar-le-Duc (Meuse).	10	29	2 75/100	Provins (Seine-et-Mar).	62	124	2
12e arrondis. de Paris.	»	32	»	Valenciennes (Nord).	67	131	1 9[illegible]/1
10e *id.* *id.*	»	35	»	2e arrondis. de Paris.	»	134	
Meaux (Seine-et-Marne).	8	35	4 31/100	Arras (Pas-de-Calais).	53	136	2 52/1
Vitry (Marne).	12	36	2 87/100	Melnn (Seine-et-Marne).	71	143	1 99/1
7e arrondis. de Paris.	»	37	»	Douai (Nord).	63	147	2 34/1
8e *id.* *id.*	»	38	»	Pontoise (Seine-et-Oise).	51	147	2 83/1
11e *id.* *id.*	»	38	»	Sainte-Menehould (M.).	34	1[illegible]6	4 49/1
Coulommiers (S.-et-M).	24	43	1 80/100	Metz (Moselle).	61	157	2 55/1
Reims (Marne).	17	48	2 73/100	Amiens (Somme).	65	159	2 44/1
Saint-Denis (Seine).	16	50	3 17/100	Romorantin (L.-et-C.).	104	171	1 64/1
Senlis (Oise).	21	53	2 46/100	Verdun (Meuse).	62	179	2 89/1
Vassy (Haute-Marne).	16	54	3 46/100	Fontainebleau (S-et-M).	71	18[illegible]	2 59/1
4e arrondis. de Paris.	»	57	»	Cambrai (Nord).	75	186	2 45/10
Soissons (Aisne).	29	59	2 »	Nogent (Aube).	90	189	2 8/10
Châlons (Marne).	12	60	5 49/100	Rethel (Ardennes).	92	190	2 5/10
6e arrondis. de Paris.	»	65	»	Abbeville (Somme).	79	196	2 4[illegible]/10
Château-Thierry (Aisne)	46	74	1 61/100	Saint-Quentin (Aisne).	81	201	2 47/10
Etampes (Sei.-et-Oise).	26	74	2 72/100	Sens (Yonne).	105	203	1 92/10
Laon (Aisne).	39	79	2 3/100	Mantes (Seine-et-Oise).	101	230	2 12/10

www.ingramcontent.com/pod-product-compliance
Ingram Content Group UK Ltd.
Pitfield, Milton Keynes, MK11 3LW, UK
UKHW020322250726
13967UKWH00004B/1815

9 782012 889439